《金匮要略》

邓志刚 范志霞 著

病机方证应用解读

中国健康传媒集团
中国医药科技出版社·北京

内 容 提 要

　　本书作者深耕经方治疗疑难病多年，用药用方精准简练，每能施以小小经方而达覆杯而愈之奇效。本书是作者精研《金匮要略》并效验于临床后的心悟真传，以病名为纲，以方名为目，将对原文条文的理解巧妙地融合进证解读中，既有医理又有临床佐证，相信读者读后定有所获。

图书在版编目（CIP）数据

　　《金匮要略》病机方证应用解读 / 邓志刚 , 范志霞著 . -- 北京 : 中国医药科技出版社 , 2025. 8. -- ISBN 978-7-5214-5508-3

　　Ⅰ . R222.39

　　中国国家版本馆 CIP 数据核字第 2025C4T056 号

美术编辑　陈君杞
版式设计　也　在

出版　**中国健康传媒集团**｜中国医药科技出版社
地址　北京市海淀区文慧园北路甲 22 号
邮编　100082
电话　发行：010-62227427　邮购：010-62236938
网址　www.cmstp.com
规格　710×1000mm $^1/_{16}$
印张　13
字数　211 千字
版次　2025 年 8 月第 1 版
印次　2025 年 8 月第 1 次印刷
印刷　三河市万龙印装有限公司
经销　全国各地新华书店
书号　ISBN 978-7-5214-5508-3
定价　**69.00 元**

获取新书信息、投稿、为图书纠错，请扫码联系我们。

前　言

　　《金匮要略》由东汉医学家张机（字仲景）所著，为《伤寒杂病论》的杂病部分。后因战乱散佚，经北宋校正医书局校勘成《金匮要略方论》。"金匮"其意思就是古代存放珍贵文献的柜子，从这个名字就可以看出本书内容的重要性和价值。

　　全书共25篇，收录60余种疾病和262首方剂，阐述的疾病以内科杂病为主，兼及外科、妇科、急救及饮食禁忌等。涵盖脏腑经络病、伤寒类疾病（如中风、血痹）、呼吸系统疾病（如肺痿、肺痈）、五脏积聚、痰饮、消渴、黄疸、妊娠病、产后病等杂症论治。全书以脏腑经络辨证为核心，结合病因病机分析，重点强调内科杂病的"病脉证治"，与《伤寒论》"六经病"辨证互为补充，对后世杂病治疗具有巨大的指导意义。

　　我们前面出版了《〈伤寒论〉条文药证解读》及《〈伤寒论〉经方药证对应——临床快速精准选方技巧》两本书，读者反馈对学习运用《伤寒论》有较好的启发性，为了更加全面地诊疗临床上的疑难杂症，我们把自己临床上对《金匮要略》的学习体会也撰写成文，结合条文，从方证药证的角度来详细解读《金匮要略》，并把我们在临床上的具体运用汇报给大家，起到一个抛砖引玉的作用。

　　至此，我们已经把《伤寒论》《金匮要略》的条文药证、方证解读及临床运用粗浅地总结完毕，由于个人水平有限，对条文的理解也是见仁见智，所以些许领悟只能起到抛砖引玉的作用，愚见任何医学理论都是以患者为中心，以临床效果为评判标准，所以我们要在学习好《伤寒论》《金匮要略》精妙理论的同时，还需要不断反复临床验证，用方证药证理论指导临床选方用药，用临床实践丰满方证药证内容，从而更好地为人民服务。

邓志刚

2025 年 1 月

重庆璧山

目　录

临床上绝大多数的疾病，我们在伤寒论六经框架下通过药证选择方证，都能够收到较好的疗效。也有许多疑难杂症，特别是仲圣总结的"金匮病"，伤寒论方证药证无法解决时，利用《金匮要略》的体系指导，会让我们驾轻就熟，通过"病脉证治"的综合考量，往往效果惊人。

我作为一名临床经方医生，对金匮要略的理解仍在肤浅层面，虽只领悟了《金匮要略》的九牛一毛，临床上也常常效果斐然，不希望点滴心得石沉大海，提笔记录下所学所用的些许感悟，或许可以给后学者一点儿启发。

脏腑经络先后病脉证第一

首先对于这一个章节，有医家提出了不同的想法，比如胡希恕先生认为，《脏腑经络先后病脉证》不是仲圣的作品，与《伤寒例》一样的，是王叔和的笔法，太过强调脏腑经络、阴阳五行。所以，胡希恕先生（后面尊称为"胡老"）讲解这个章节，是在讲解了《腹满寒疝宿食病脉证治第十》后，再倒过来讲解的。

但是，我们抛开这个出处认知，可以吸收这一章节中部分条文的精华，帮助指导我们临床运用。

如第一条的"夫治未病者，见肝之病，知肝传脾，当先实脾。"这个条文就是相克传变规律，可以指导我们在临床上治疗肝硬化、肝癌的一些变证。如肝硬化患者有胸胁症状，我们会用到柴胡、牡蛎等药证，治疗胁下满。而肝硬化患者后期会出现腹满、腹水或者胃出血等脾胃症状，正好符合"知肝传脾"的条文，所以临床上治疗早期肝硬化时，可以在使用柴胡剂的时候，考虑用白术剂如理中汤类方；在后期出现肝腹水、脾大时，枳术汤、已椒苈黄丸这些治疗脾胃病的经方使用几率很大。

而很多癌症的转移传变，更多地印证了这一条文的指导性。如结肠癌（或直肠癌）五行属金（肺与大肠相表里），临床观察发现，很多会出现肝转移，肝属木，结肠癌肝转移，相克传变刚好就是金克木！而肝转移后期就会出现纳差不欲食的脾胃症状，就是木克土的表现，最后患者都会出现肝腹水，就是土克水的具体体现。那么治疗这种相克传变的癌症，我们就可以重点治疗原发癌的同时，还要治疗病灶的相克脏腑，比如直肠癌肝转移，重点治疗直肠癌（肺金），同时治疗传变源头（心火），当然也要兼顾已经转移的肝癌（肝木）。所以临床常用泻心汤治疗直肠癌肝转移，黄连治疗心火（心气不定），黄芩、大黄治疗肺金（黄芩治疗：鼻干，心烦，手足心热；大黄治疗：大便难，小便不利，谵语），全方治疗直肠癌腹痛、便血的同时，也治疗患者的烦躁、眠差及大便难。当然可以加柴胡、牡蛎治疗肝转移的胁下满。而肝转移后，出现腹部痞胀和脾大的几率很大，枳术汤使用几率很高，这也是木克土的传变机制，临床上用枳术汤实脾就是"见肝之病，当先实脾"的条文使用。

同理，临床上也有许多癌症是相生机制传变的，如乳腺癌肺转移，脾主肌肉，乳腺及附近肌肉属脾土，转移肺癌，就是土生金，首先治疗原发癌乳腺癌（胸胁症状），可选择柴胡类方如柴胡桂枝干姜汤抑肝补脾，然后兼顾肺癌症状如麦门冬汤、《千金》苇茎汤之类，同时要预防传变，金生水，容易出现肺癌骨转移或脑转移，可以用虚劳肾气丸服用设伏。

当然，仲圣的治疗精髓永远都是随证治之，不过对于容易转移的癌症而言，知道传变规律，的确对于患者的预后可以起到积极的作用。

又如14条的"问曰：病有急当救里、救表者，何谓也？师曰：病，医下之，续得下利清谷不止，身体疼痛者，急当救里；后身体疼痛，清便自调者，急当救表也。"，明确指出了临床上治病分缓急而定先后。此条与伤寒论91条完全一样，而伤寒论91条直接给出了治疗方药，救里宜用四逆汤，救表宜桂枝汤。临床上许多胃肠型感冒会出现这样的情况，上吐下泻伴头痛身痛，我们理解了急当救里、再救表的治疗原则后，就会先用四逆汤治疗呕吐、下利清谷不止这些危急症状，吐泻痊愈后，再治疗头痛、身痛这些外证。需要说明的一点是，吐泻会丢失大量的津液，这种情况下，用桂枝加芍药生姜各一两人参三两新加汤的效果明显比桂枝汤好很多，因为新加汤补充津液更强，大家可以临床验证。

【方证思路】《伤寒论》第 62 条：发汗后，身疼痛，脉沉迟者，桂枝加芍药生姜各一两人参三两新加汤主之。

新加汤方

桂枝（去皮）三两　芍药四两　甘草（炙）二两　人参三两　大枣十二枚，擘生姜四两

上六味。以水一斗二升。煮取三升。去滓。温服一升。

再看 15 条的"夫病痼疾，加以卒病，当先治其卒病，后乃治其痼疾也"，这条对临床的指导意义非常巨大！

比如一个患者长期有慢性头痛痼疾，当下因为落枕出现项背强痛，无汗或少汗，我们根据 15 条的治则先治卒病项背强痛，用了葛根汤后，落枕造成的项背强痛好了，头痛也消失了！这些在临床中并不少见，当然也有部分患者头痛还没有痊愈，我们再根据脉证，随证治之。

再如许多医家治疗恶性肿瘤，一直都根据患者的刻下症状，对症治疗，可以缓解患者当下的痛苦，让患者与癌共生。某次患者意外感冒身痛，几贴麻黄汤让患者汗出痛消，而后肿瘤却莫名其妙地控制住发展趋势，甚至出现肿块变小的情况，这是值得大家临床思索研究的，因为仲圣先治卒病再治痼疾的指导思想，在临床中屡试不爽。

仲圣思想深邃如海，我也是略思皮毛，分享些许心得，只为抛砖引玉。

痉湿暍病脉证治第二

这一章节，仲圣对痉病、湿病及太阳中暍做出了系统辨治。
先看看痉病的临床诊治要点。

一、刚痉

（一）葛根汤证

开篇就是"太阳病，发热无汗，反恶寒者，名曰刚痉"。仲圣明确指出，发热无汗，且恶寒，这就是毛孔闭塞的太阳病，然后又提到"病者身热足寒，颈项强急，恶寒，时头热，面赤，目赤，独头动摇，卒口噤，背反张者，痉病也"。大量津液充斥头面部，足部津液相对减少，所以上身发热，脚凉，且颈项强急，葛根证也出现了。大量津液聚集头面，所以头热面红，眼睛出现红血丝，头部摇动，角弓反张，口不能张，麻黄证显现。两条都强调"恶寒"，太阳病明显，麻黄、生姜药证存在，而下一条"太阳病，无汗，而小便反少，气上冲胸，口噤不得语，欲作刚痉，葛根汤主之"。更加补充了气上冲胸的桂枝证，所以仲圣直接给出了治疗方药：葛根汤主之！没有用"可与葛根汤"一词，说明了葛根汤是治疗太阳病刚痉的唯一选择。临床上高热惊厥角弓反张的抽筋当属刚痉范畴。

葛根汤方

葛根四两　麻黄三两，去节　桂枝二两，去皮　芍药二两　甘草二两，炙　生姜三两　大枣十二枚

上七味，咬咀，以水七升，先煮麻黄、葛根，减二升，去沫，内诸药，煮取三升，去滓。温服一升，覆取微似汗，不须啜粥，余如桂枝汤法将息及禁忌。

（二）大承气汤证

这里需要区分另一种痉病：大承气汤证。"痉为病，胸满，口噤，卧不着席，脚挛急，必齘齿，可与大承气汤"。这一条没有明确写道怕热、不恶寒，但是，从"胸满，口噤，卧不着席，脚挛急，必齘齿，可与大承气汤"可以看出，患者一定不大便几日，阳明津亏明显，腑气不通必然胸满，津液匮乏筋肉失养肯定挛急不张，所以角弓反张、口不能言，还脚挛急，仲圣建议可与（不是主之）大承气汤，通腑急下，后手应该会补充阳明津液。这种状态

的痉病，必须与葛根汤证的刚痉区分开来，否则临床上会造成误治，出现不可预估的后果！

大承气汤方

大黄（酒洗）四两　厚朴（炙，去皮）半斤　枳实（炙）五枚　芒硝三合

上四味，以水一斗，先煮二物，取五升，去滓，内大黄，更煮取二升，去滓，内芒硝，更上微火一两沸，分温再服（注：得下余勿服）。

二、柔痉

柔痉相对刚痉而言，一定是会津液匮乏的，汗出或发汗过多是柔痉的先决条件。"太阳病，发汗太多，因致痉"。这是成因之一，"夫风病，下之则痉，复发汗，必拘急"。下法，然后还要发汗，更会津液匮乏！"疮家，虽身疼痛，不可发汗，汗出则痉"。疮疡者本就血气虚，津液不足，虽然有身痛的外证，也不能发汗，否则动血气损伤津液，必然致痉。

栝楼桂枝汤证

既然柔痉是津液匮乏极致，那么仲圣也给出了标准方药："太阳病，其证备，身体强几几然，脉反沉迟，此为痉，栝楼桂枝汤主之"。津液不足明显，虽然如葛根汤证一样有身体强几几然，但是脉弱，反而沉迟，这就要补充津液了，芍药、生姜不可少，条文应该隐藏了口渴的症状，因为柔痉"不恶寒"，有阳明病的表现，阳明津亏，肯定口渴，所以仲圣用栝楼根补充津液，当然同时也治疗口渴，如柴胡桂枝干姜汤中的栝楼根药证。柔痉有汗出，桂枝证、津液匮乏、筋肉失养，芍药甘草汤不会少的，所以仲圣给柔痉的专方就是栝楼桂枝汤。

栝楼桂枝汤方

栝楼根二两　桂枝三两　芍药三两　甘草二两　生姜三两　大枣十二枚

上六味，以水九升，煮取三升。分温三服，取微汗。汗不出，食顷，啜热粥发之。

三、湿病

我们先看条文："太阳病，关节疼痛而烦，脉沉而细者，此名湿痹（一云中湿）。湿痹之候，其人小便不利，大便反快，但当利其小便"。仲圣定义湿病会关节疼痛，且烦痛，应该是既痛还酸胀，所以烦。脉沉主水主里，所以湿病与水湿有关。水不走膀胱，所以小便不利，直接进入大肠，故大便反而畅快。仲圣指出当利小便，是指把体内多余的水湿通过膀胱排出体外，同时还要兼顾关节疼痛，所以需要麻黄药证或附子药证，同时把水湿拉入膀胱的白术也有使用机会，具体经方使用，仲圣后面有详述。

（一）桂枝芍药知母汤证

"湿家之为病，一身尽疼，发热，身色如熏黄也"。这条同样有身痛（一身尽疼），麻黄证比较明显；同时，麻黄也有治疗太阳身黄的作用。"湿家，其人但头汗出，背强，欲得被覆向火，若下之早则哕。胸满，小便不利，舌上如胎者，以丹田有热，胸中有寒，渴欲得水而不能饮，则口燥烦也"。这条症状错杂，既有背强、恶寒的太阳病外证，又有水湿化热、渴欲饮水、口燥烦的阳明表现，仲圣没有给方，不过桂枝芍药知母汤治疗此证临床常用到，效果不错。依据仲圣治则"风湿相搏，一身尽疼痛，法当汗出而解，值天阴雨不止，医云此可发汗，汗之病不愈者，何也？盖发其汗，汗大出者，但风气去，湿气在，是故不愈也。若治风湿者发其汗，但微微似欲出汗者，风湿俱去也"。治疗风湿不能发汗过度，否则风去而湿气在，所以桂枝芍药知母汤麻黄二两既可以治疗一身尽疼，又可以发小汗，桂枝四两既可以制约麻黄发汗过度、治疗但头汗出，同时与麻黄、生姜配合治疗患者恶寒——欲得被覆向火。知母治疗口燥烦，渴欲饮水的阳明病表现。小便不利，通过白术把身体的水湿拉入膀胱，小便自解。我们在《〈伤寒论〉条文药证解读》中说到，胸闷用桂枝尽量不用芍药（如桂枝去芍药汤治疗脉促胸满），这里桂枝四两而芍药三两，芍药少于桂枝，还是有治疗湿家胸满作用的，况且条文中患者症状为"胸满"，既包含胸闷、也包含胀满的意思，白术五两有强大的除胀满的作用。

桂枝芍药知母汤方

桂枝四两　芍药三两　甘草二两　麻黄二两　生姜五两　白术五两　知母四两　防风四两　附子二枚，炮

上九味，以水七升，煮取二升，温服七合，日三服。

（二）麻黄加术汤证

我们再来看看湿病的另一个方药，"湿家，身烦疼，可与麻黄加术汤，发其汗为宜，慎不可以火攻之"。这个麻黄加术汤治疗的湿病，主要抓手是身痛且酸胀，所以很烦，同时患者无汗或少汗，所以麻黄剂量三两大于桂枝的二两，煎煮及服法有明示"覆取微似汗"，这样就不会"盖发其汗，汗大出者，但风气去，湿气在，是故不愈也。"，达到"微微似欲出汗者，风湿俱去也"。麻黄汤治疗疼痛，还需要白术消除酸胀，同时白术把身体的水湿拉入膀胱从小便排出，酸痛胀烦，一并治疗。这里顺便提一下，麻黄加术汤不单治疗湿痹，在新型冠状病毒流行期间，患者出现的头痛、身痛、骨节疼痛、腰痛、酸胀、烦躁等症状群时，我们有大量用到麻黄加术汤治疗的案例，基本上都是喝药一服就病痛若失，起效迅捷。所以仲圣在伤寒论中提到的"随证治之"是经方的核心内容，是颠扑不破的真理。

麻黄加术汤方

麻黄三两，去节　桂枝二两，去皮　甘草一两，炙　杏仁七十个，去皮尖　白术四两

上五味，以水九升，先煮麻黄，减二升，去上沫，内诸药，煮取二升半，去滓。温服八合，覆取微似汗。

（三）麻黄杏仁薏苡甘草汤证

这里我们要特别提出，与麻黄加术汤需要鉴别的另一个经方——麻黄杏仁薏苡甘草汤（简称"麻杏苡甘汤"），"病者一身尽疼，发热，日晡所剧者，名风湿。此病伤于汗出当风，或久伤取冷所致也，可与麻黄杏仁薏苡甘草汤"。麻杏苡甘汤最重要的指征是"日晡所剧者"，与时间有高度关联，下午加重，而麻黄加术汤的酸痛胀烦不分时段。"日晡所剧者"与薏苡仁高度关

联，薏苡仁与时间关联最强。在治疗胸痹的经方薏苡附子散中也可以看到薏苡仁的时间关联作用，胸痹缓急者——就是有时间间隔的胸痹，也是薏苡仁的药证。

麻黄杏仁薏苡甘草汤方

麻黄去节，半两，汤泡　甘草一两，炙　薏苡仁半两　杏仁十个，去皮尖，炒

上四味，锉麻豆大，每服四钱匕，水盏半，煮八分，去滓。温服，有微汗，避风。

（四）甘草附子汤证

麻黄加术汤和麻杏苡甘汤都是微发汗来治疗湿病，那么患者毛孔应该闭塞或部分闭塞，而临床上还有许多患者既有风湿骨节疼痛，又有汗出恶风，这种情况就不适合用麻黄剂了，需要桂枝、附子一类的经方，如"风湿相搏，骨节疼烦，掣痛不得屈伸，近之则痛剧，汗出短气，小便不利，恶风不欲去衣，或身微肿者，甘草附子汤主之"。骨节疼痛不得屈伸这里是附子证，汗出、短气、恶风是桂枝证，小便不利需要白术把水湿拉入膀胱排出，而身微肿也是白术证。临床上痛风发作，甘草附子汤使用频率很高，常常会迅速缓解症状。

甘草附子汤方

甘草二两，炙　附子二枚，炮，去皮，破　白术二两　桂枝四两，去皮

上四味，以水六升，煮取三升，去滓。温服一升，日三服。初服得微汗则解。能食，汗出复烦者，服五合。恐一升多者，服六七合为妙。

（五）桂枝附子汤证与去桂加白术汤证

桂枝附子汤证及去桂加白术汤证临床也会经常碰到，"伤寒八九日，风湿相搏，身体疼烦，不能自转侧，不呕不渴，脉浮虚而涩者，桂枝附子汤主之，若大便坚，小便自利者，去桂加白术汤主之"。桂枝附子汤疼痛程度大于甘草附子汤，炮附子3枚，比甘草附子汤多一枚。但是桂枝附子汤没有身微肿，所以没有白术证。去桂加白术汤就可以治疗既痛且肿的症状，因为附子可以治疗痛，白术可以治疗肿。同时白术可以把水湿拖入肠道，所以大便硬也可

以得到有效治疗。顺便强调一下，桂枝附子汤治疗疼痛剧烈的湿病，去桂加白术汤治疗既痛且酸胀的湿病，这也是两个经方的使用鉴别点之一。

桂枝附子汤方

桂枝（去皮）四两　附子（炮，去皮，破）三枚　生姜（切）三两　大枣（擘）十二枚　甘草（炙）二两

上五味，以水六升，煮取二升，去滓，分温三服。

去桂加白术汤方

附子（炮，去皮，破）三枚　白术四两　生姜（切）三两　甘草（炙）二两　大枣（擘）十二枚

上五味，以水六升，煮取二升，去滓，分温三服。

（六）防己黄芪汤证

还有一个湿病大家别忽略了，就是以身重、乏力为主要表现，同时汗出、恶风，脉浮，不疼痛酸胀，那就是防己黄芪汤。"风湿，脉浮，身重，汗出，恶风者，防己黄芪汤主之"。水湿不去，防己证，白术也可以把水湿拖入膀胱从小便去，白术有身重的药证。汗出、恶风表虚（血气虚）有黄芪证，同时黄芪也可以治疗身重（桂枝加黄芪汤治疗水气病中黄汗的身疼重），所以这种湿病就得"防己黄芪汤主之"，而不是"可与防己黄芪汤"！

防己黄芪汤方

防己一两　甘草半两，炒　白术七钱半　黄芪一两一分，去芦

上四味，锉麻豆大，每抄五钱匕，生姜四片，大枣一枚，水盏半，煎八分，去滓。温服，良久再服。喘者，加麻黄半两；胃中不和者，加芍药三分；气上冲者，加桂枝三分；下有陈寒者，加细辛三分。服后当如虫行皮中，从腰下如冰，后坐被上，又以一被绕腰以下，温，令微汗，瘥。《外台》：治风水。脉浮为在表，其人或头汗出，表无他病，病者但下重，从腰以上为和，腰以下当肿及阴，难以屈伸。

四、暍病

（一）白虎加人参汤证

这个暍病，就像中暑一样的，与伤寒论的三阳合病有相似之处，不过以阳明病为主。"太阳中暍，发热恶寒，身重而疼痛，其脉弦细芤迟。小便已，洒洒然毛耸，手足逆冷，小有劳，身即热，口开，前板齿燥。若发其汗，则其恶寒甚；加温针，则发热甚；数下之，则淋甚"。这条有三阳合病白虎汤证的身重、手足逆冷；发热恶寒、身体疼痛说明也有太阳表证；"小便已，洒洒然毛耸"，说明阳明津液匮乏比较严重，"口开，前板齿燥"更加看出津液不足，虽然条文没有描述口渴甚，我们依然可以断定有口渴症状。接下来仲圣就给出了暍病的一个方证："太阳中热者，暍是也。汗出恶寒，身热而渴也，白虎加人参汤主之"。

白虎加人参汤方

知母六两　　石膏一斤，碎　　甘草二两　　粳米六合　　人参三两

上五味，以水一斗，煮米熟汤成，去滓。温服一升，日三服。

临床上可能不容易碰到中暑患者来找中医治疗，因为中暑属于急诊病情，基本上都去了医院。但是有许多患者去医院输液后，汗出、恶寒、口舌干燥的症状没有得到解决，或者发热、怕热、渴欲饮水数升者，仍然有白虎加人参汤的机会。另外还有很多不是中暑，而是符合暍病症状的暑期高发疾病，大家多考虑白虎汤或白虎加人参汤。

（二）一物瓜蒂汤证

另一个暍病的方证，"太阳中暍，身热疼重而脉微弱，此以夏月伤冷水，水行皮中所致也。一物瓜蒂汤主之"。条文明确指出，脉微弱应该津液亏耗，即使身热疼重，也不可用汗法或下法祛除"夏月伤冷水，水行皮中所致"的水湿之邪，而用瓜蒂20个，煎煮去渣，顿服，通过催吐的方法达到祛湿的作用，考虑到治法与患者的接受程度，这个催吐方法临床上也不多用了，这是时代变迁之故，我们也无需过分介怀。

一物瓜蒂汤方

瓜蒂二七个

上锉，以水一升，煮取五合，去滓，顿服。又治诸黄。

百合狐惑阴阳毒病脉证治第三

一、百合病

百合病是一个与精神情志异常有关的疾病，因为"百脉一宗，悉致其病"，所以又名百脉病。

（一）百合地黄汤证

条文描述了未经吐、下、发汗的"病形如初者"的详细症状："百合病者，百脉一宗，悉治其病也。意欲食复不能食，常默默，欲卧不能卧，欲行不能行，饮食或有美时，或有不用闻食臭时，如寒无寒，如热无热，口苦，小便赤，诸药不能治，得药则剧吐利，如有神灵者，身形如和，其脉微数。每尿时头痛者，六十日乃愈；若尿时头不痛，淅然者，四十日愈；若尿快然，但头眩者，二十日愈。其证或未病而预见，或病四五日而出，或病二十日，或一月微见者，各随证治之"。其中情志异常的症状表现是：内心想吃东西，吃的时候又不想吞咽，经常默默无言、沉默寡言，想躺下，然后躺下又不舒服，想走路，走几步又虚弱而疲倦无力，有时觉得饭菜香想吃，有时又毫无食欲，非常矛盾的精神状态，同时没有明显的怕冷、怕热情况，用了很多方药都没有效果，甚至吃了药物还剧烈呕吐下利。条文直接总结上面的系列症状为"如有神灵者"，精神症状明显，而其他机能正常，"身形如和"。

除了上述情志异常外，条文给了我们明显的临床抓手，即运用指征：口苦、小便红赤，且脉微而数！口苦兼脉微可以判断为津液及血气不足，小便红赤更加判断津血俱虚，如同桃花汤的下利便脓血，也和"津液不足血来补"

一样的道理，这里就不赘述了。所以仲景根据百合病津血亏虚的本质，治疗未经吐、下、发汗的百合病用百合地黄汤，百合补充津液，地黄补充血气。

百合地黄汤方

百合七枚，擘　生地黄汁一升

上以水洗百合，渍一宿，当白沫出，出其水，更以泉水二升，煎取一升，去滓，内地黄汁，煎取一升五合，分温再服。中病，勿更服，大便当如漆。

同时根据津血亏耗的程度，给出了大致服药康复时间：情志异常伴口苦小便红赤，每次小便时头痛，病情重，津血亏耗严重，康复会慢一点（六十日乃愈是说时间比较久一点）；小便时头不痛，但是会"淅然者"，有淅淅恶风寒颤的表现，津血亏耗稍微少一点，好得要比小便头痛的快一点，"淅然者，四十日愈"；小便时没有头痛，也不淅淅寒颤，比较畅快，只是会出现头眩的症状，津血亏损相对最少，恢复最快，"若尿快然，但头眩者，二十日愈"。需要特别指出，百合病都是津血亏虚性疾病，脉微而数、口苦、小便红赤是脉证依据。

（二）百合知母汤证

发汗后，会造成津液更加亏耗，口干舌燥，出现知母舌燥的药证，需要百合知母汤。

百合知母汤方

百合七枚，擘　知母三两，切

上先以水洗百合，渍一宿，当白沫出，去其水，更以泉水二升，煎取一升，去滓；别以泉水二升煎知母，取一升，去滓；后合和煎，取一升五合。分温再服。

（三）滑石代赭汤证

误用下法，津液损伤严重，小便不利更加严重，小便红赤伴尿痛或灼热，出现滑石药证；血气损伤，用代赭石补充血气（古人发现吐下后，津血亏损可以用代赭石，如旋覆代赭汤也是汗吐下后的证治），百合是补充百合病津液的根本药物，所以"百合病，下之后者，滑石代赭汤主之"。

滑石代赭汤方

百合七枚，擘　滑石三两，碎，绵裹　代赭石如弹丸大一枚，碎，绵裹

上先以水洗百合，渍一宿，当白沫出，去其水，更以泉水二升，煎取一升，去滓；别以泉水二升煎滑石、代赭，取一升，去滓；后合和重煎，取一升五合，分温服。

（四）百合鸡子汤证

百合病吐后，损伤津液血气，需要百合补充津液的同时，鸡子黄补血气。"百合病，吐之后者，百合鸡子黄汤主之"。心中烦不得卧的黄连阿胶汤中的鸡子黄2枚也是补血气的。

百合鸡子汤方

百合七枚，擘　鸡子黄一枚

上先以水洗百合，渍一宿，当白沫出，去其水，更以泉水二升，煎取一升，去滓，内鸡子黄，搅匀，煎五分，温服。

（五）百合洗方与栝楼牡蛎散证

百合病一段时间没有痊愈，同时口苦的同时出现口渴，不是渴得很严重的，可以百合熬水洗身，"百合病，一月不解，变成渴者，百合洗方主之"。洗身后还要吃没有盐味豆豉的煮饼，补充血气。

百合洗方

百合一升

上以百合一升，以水一斗，渍之一宿，以洗身。洗已，食煮饼，勿以盐豉也。

但是百合洗身还是不能解渴，那么说明津血亏耗比较严重，需要栝楼根补津液，牡蛎补血气，所以仲景明示"百合病，渴不瘥者，栝楼牡蛎散主之"。这里临床上还可以把百合加上，百合是治疗百合病"脉微而数"的关键补津液药物。

桔楼牡蛎散方

桔楼根　牡蛎熬　等份

上为细末，饮服方寸匕，日三服。

（六）百合滑石散证

百合病出现发热，因为津血亏耗，不能用汗法或下法，一边用百合补津液，一边用滑石通利小便以泄热，"百合病，变发热者，百合滑石散主之"。由于百合与滑石都是打粉的散剂，会轻微下利，防止下利严重会津液亏损，所以轻微下利就停药，再随证治之。

百合滑石散方

百合一两，炙　滑石三两

上为散，饮服方寸匕，日三服。当微利者，止服，热则除。

总之，百合病万变不离其宗，情志异常的根源是津血亏耗，口苦、小便黄赤、脉微而数是基本脉证，百合地黄汤是治疗未经吐、下、发汗的百合病基础方药，其他变证都随证治之。

二、狐惑病

狐惑病是一个精神情志与皮肤黏膜以及脾胃功能都出现异常的综合征，临床上多见于反复发作的口腔溃疡、前后二阴皮肤黏膜损坏、虹膜炎以及白塞综合征等免疫性疾病。

（一）甘草泻心汤与苦参汤洗方证

"狐惑之为病，状如伤寒，默默欲眠，目不得闭，卧起不安。蚀于喉为惑，蚀于阴为狐。不欲饮食，恶闻食臭，其面目乍赤、乍黑、乍白。蚀于上部则声喝，甘草泻心汤主之"。一般临床上，除了见口腔、咽喉黏膜损伤或前后二阴皮肤黏膜破损，往往伴随不欲饮食、入睡困难以及心烦不安的情志异常，还有很多患者长期慢性腹泻、肠鸣矢气多。具备这些症状特征，甘草泻心汤见效迅速。这里特别提出，其中的甘草需要用炙甘草而不是生甘草，其他就不赘述。

甘草泻心汤方

甘草四两　黄芩　人参　干姜各三两　黄连一两　大枣十二枚　半夏半斤

上七味，水一斗，煮取六升，去滓，再煎。温服一升，日三服。

根据临床经验，不管是口腔溃疡、咽喉黏膜损伤，还是前后二阴的皮肤黏膜损伤，加上苦参汤剂口服，愈合速度会更快。"蚀于下部则咽干，苦参汤洗之"。不管是蚀于下部或蚀于上部，都可以甘草泻心汤加苦参，这个比雄黄熏效果更加确切。

苦参汤洗方

苦参一升

以水一斗，煎取七升，去滓，熏洗，日三服。

（二）赤豆当归散证

另一种情志异常同时眼睛发红的狐惑病，与现在的虹膜炎非常接近，"病者脉数，无热，微烦，默默但欲卧，汗出。初得之三四日，目赤如鸠眼；七八日，目四眦黑。若能食者，脓已成也。赤豆当归散主之"。临床上治疗虹膜出血用赤豆当归散疗效肯定。

赤豆当归散方

赤小豆三升，浸令芽出，曝干　当归三两

上二味，杵为散，浆水服方寸匕，日三服。

三、阴阳毒

阴阳毒在临床上也经常碰到，我们都是根据患者的具体症状而确定阴毒方还是阳毒方。阴毒与阳毒都有一个共同点，那就是咽喉痛。不同点：首先就是面部颜色区别，阳毒面色红赤，红白相间如锦纹；阴毒面色青黑或晦暗。另一个不同点就是阳毒唾脓血，咽喉有化脓出血症状，没有身痛；而阴毒虽有咽喉痛却没有唾脓血，但是身痛剧烈，身痛如被杖，那么可以推断，身痛如被杖皮肤应该有青紫斑块出现。理解了阴阳毒的症状区别，对我们临床选方就有很大的帮助了。

（一）阳毒——升麻鳖甲汤证

我们还是先看阳毒吧，"阳毒之为病，面赤斑斑如锦纹，咽喉痛，唾脓血。五日可治，七日不可治。升麻鳖甲汤主之"。临床上我用升麻鳖甲汤最多的是化脓性扁桃体炎，有个男孩子，12 岁，几乎每个月扁桃体都会化脓，自然就有咽喉痛唾脓血，每次发病都会发热，高热面红是自然的现象，而对比鼻梁旁边没有发红的部位，看似红白相间也可以理解为"面赤斑斑如锦纹"，毫不犹豫地使用了升麻鳖甲汤治疗。因为本医疗机构无雄黄，同时也畏惧雄黄中砷的毒副作用，用桔梗替代，与升麻鳖甲汤中的甘草组成桔梗汤治疗咽痛。一共开具 5 剂药，患者服 1 剂后咽痛明显减轻，服 3 剂后扁桃体化脓痊愈，发热自然就消失了，余下 2 剂药喝完，未再服药。后家长特地反馈，多年反复发作的化脓性扁桃体炎没有再次发作，孩子进入初中学习，喜欢锻炼，身体很棒。另外，有名家认为红斑狼疮面如锦纹，有用升麻鳖甲汤治疗的案例，我碰到红斑狼疮的案例不多，其中有一个患者面部蝶形红斑兼见咽喉疼痛，我用了升麻鳖甲汤，桔梗替代雄黄，加大了甘草剂量，患者服药后咽痛消失，面部红斑有减轻，因为患者同时使用西药治疗，中药疗效不便评估。

升麻鳖甲汤方

升麻二两　当归一两　蜀椒炒去汗，一两　甘草二两　鳖甲手指大一片，炙　雄黄半两，研

上六味，以水四升，煮取一升，顿服之。老少再服，取汗。

（二）阴毒——升麻鳖甲汤去雄黄、蜀椒证

我们再来看阴毒，"阴毒之为病，面目青，身痛如被杖，咽喉痛。五日可治，七日不可治，升麻鳖甲汤去雄黄、蜀椒主之"。阴毒在临床上碰到最多的是病毒性感冒，特别是前几年新型冠状病毒大流行期间，这样的患者很多。许多患者经过西药输液治疗后效果欠佳，找中医治疗的患者不少。这类患者的主要症状就是咽喉痛如刀片割喉，身痛如被杖。但是如果患者症见畏

寒、发热、无汗、身痛、咽痛，我们会用到麻黄附子细辛汤加白术，身痛、咽痛都很快解决。而很多患者咽痛、身痛，基本上不发热，自然就没有面红，相反面色青黑，同时手脚冰凉，我们就用升麻鳖甲汤去雄黄、蜀椒加上桔梗，效果非常好。这里顺便解释一下，仲景书中用"升麻2两"治疗咽痛效果确切，仲圣条文要求一般人都顿服，老少分两次服用，其实普通人以再服（分两次服用）的方式，效果一样不错。面色青、手足冷，这个与当归药证非常匹配。有名医根据患者皮肤青紫斑块的特征，用升麻鳖甲汤去雄黄、蜀椒治疗血小板减少性紫癜，收效很好，临床可以借鉴。我在临床上治疗血小板减少性紫癜，发现患者皮下出血一般无身痛咽痛，多伴随动则喘累、口舌干燥、手足心热，大部分患者使用小建中汤，初期可以合方金匮泻心汤，收效不错。

疟病脉证并治第四

疟病的表现是恶寒与发热交替出现，有往来寒热的特点，同时一定有定时发作的规律性。仲圣根据脉象判断疟病的寒热偏性及相应的治法。"疟脉自弦，弦数者多热，弦迟者多寒。弦小紧者下之瘥，弦迟者可温之；弦紧者可发汗，针灸也；浮大者可吐之；弦数者风发也，以饮食消息止之"。归纳起来就是脉弦数偏热，应该有汗多口渴的症状表现，不恶寒，仲圣后面也给出了方药。脉弦迟偏寒，治法为温之，同时也给出相应的经方。弦而小紧，用下法就好了，弦紧者，津液应当充沛，可用汗法或针灸，令汗出而愈，脉浮大，病势提示吐法可解。

一、疟母

鳖甲煎丸证

疟母，就是半个月不解，到了一个月应该解病的，却疟病不解，用鳖甲煎丸。"病疟，以月一日发，当以十五日愈；设不瘥，当月尽解；如其不瘥，当如何，师曰：此结为癥瘕，名曰疟母，急治之下，宜鳖甲煎丸"。

鳖甲煎丸方

鳖甲十二分，炙　乌扇三分，烧　黄芩三分　柴胡六分　鼠妇三分，熬　干姜三分　大黄三分　芍药五分　桂枝三分　葶苈一分，熬　石韦三分，去毛　厚朴三分　牡丹五分，去心　瞿麦二分　紫葳三分　半夏一分　人参一分　䗪虫五分，熬　阿胶三分，炙　蜂窠四分，熬　赤硝十二分　蜣螂六分，熬　桃仁二分

上二十三味为末，取煅灶下灰一斗，清酒一斛五斗，浸灰，候酒尽一半，着鳖甲于中，煮令泛烂如胶漆，绞取汁，内诸药，煎为丸，如梧子大。空心服七丸，日三服。《千金方》鳖甲片十二片，又有海藻三分，大戟一分，䗪虫五分，无鼠妇、赤硝二味，以鳖甲和诸药为丸。

二、温疟

白虎加桂枝汤证

温疟，偏热的疟病，不恶寒但发热汗出，还有外证骨节疼痛兼心烦呕吐，用白虎加桂枝汤治疗。"温疟者，其脉如平，身无寒但热，骨节疼烦，时呕，白虎加桂枝汤主之"。这里发热、怕热是石膏证，心烦是知母证，骨节疼痛是外证，桂枝证。时不时呕吐，是气上冲反应，当属桂枝证。

白虎加桂枝汤方

知母六两　甘草二两，炙　石膏一斤　粳米二合　桂枝去皮，三两
上锉，每五钱，水一盏半，煎至八分，去滓。温服，汗出愈。

三、牡疟

（一）蜀漆散证与牡蛎汤证

牡疟，偏寒的疟病，可以用蜀漆散，也可以用牡蛎汤。

蜀漆散方

蜀漆烧去腥　云母烧二日夜　龙骨等份
上三味，杵为散，未发前，以浆水服半钱。温疟加蜀漆半分，临发时，

服一钱匕。

《外台秘要》牡蛎汤方

牡蛎四两，熬　麻黄四两，去节　甘草二两　蜀漆三两

上四味，以水八升，先煮蜀漆、麻黄，去上沫，得六升，内诸药，煮取二升，温服一升。若吐，则勿更服。

（二）柴胡桂枝干姜汤证

寒多微有热或者但寒不热的，用柴胡桂枝干姜汤服一剂就神效。即"治疟寒多微有热，或但寒不热（服一剂如神）"。

柴胡桂枝干姜汤证

柴胡半斤　桂枝三两，去皮　干姜二两　栝楼根四两　黄芩三两　牡蛎三两，熬　甘草二两，炙

上七味，以水一斗二升，煮取六升，去滓，再煎取三升。温服一升，日三服。初服微烦，复服汗出便愈。

四、劳疟

《外台秘要》柴胡去半夏加栝楼汤证

劳疟，或特别口渴的疟病，用柴胡去半夏加栝楼汤。因为发渴，去掉不欲饮的半夏，加上有口渴药证的栝楼根，同时栝楼根补充津液，人参、生姜治疗不欲食，人体自然就强壮起来，所以该方治疗劳疟。

《外台秘要》柴胡去半夏加栝楼汤方

治疟病发渴者，亦治劳疟。

柴胡八两　人参　黄芩　甘草各三两　栝楼根四两　生姜二两　大枣十二枚

上七味，以水一斗二升，煮取六升，去滓，再煎取三升。温服一升，日二服。

需要指出的一点是，现代疟病相对较少，现代治疗手段也比较显效，所以只因"疟疾"来找中医就诊的几率不是很大。但是仲圣提出的随证治之原

则永远适合治疗一切与方证适宜的症状群，前面所述的方药在临床上应用非常广泛，只要方证药证对应，都能够疗效显著。

中风历节病脉证并治第五

一、中风

首先仲圣给大家提出了中风的症状指征："夫风之为病，当半身不遂；或但臂不遂者，此为痹。脉微而数，中风使然"，半身不遂（自然就包括了一侧的肢体不遂）是中风病的第一重要症状。"寸口脉浮而紧，紧则为寒，浮则为虚，寒虚相抟，邪在皮肤。"脉象浮而紧说明患者血虚（浮者血虚）受寒（紧则为寒）。"寸口脉迟而缓，迟则为寒，缓则为虚。"脉象迟而缓说明患者虚而受寒（迟则为寒，缓则为虚，营缓则为亡血，卫缓则为中风）。综上，中风发病机制根本在于血虚。

在这里我重点想把自己临床上治疗中风的常用经方使用指征与大家分享一下。病机的分析大家见仁见智，不做赘述。

（一）《古今录验》续命汤证

这个经方在中风病，特别是西医学的腔隙性脑梗死或脑出血后遗症中，使用频率非常高。根据条文"中风痱，身体不能自收持，口不能言，冒昧不知痛处，或拘急不得转侧"的症状描述，结合临床众多案例的使用验证，患者脑梗后出现的一侧肢体活动障碍，言语不利，或躺床转侧不利，使用《古今录验》续命汤效果非常可靠。

《古今录验》续命汤方

麻黄　桂枝　当归　人参　石膏　干姜　甘草各三两　川芎一两　杏仁四十枚

上九味，以水一斗，煮取四升，温服一升，当小汗，薄覆脊，凭几坐，汗出则愈。不汗更服，无所禁，勿当风。并治但伏不得卧，咳逆上气，面目浮肿。

药物有大青龙汤的结构，说明可以有身痛，也可以不痛但重，麻黄证的肿、重、痛都可以体现。石膏有烦躁的药证，不用多说，半身不遂的人几乎都会烦躁的。《古今录验》续命汤里面包含的麻黄汤，对于拘急不得转侧的受寒外证，功效卓著，加上当归、人参、甘草、干姜，补充血气津液，全方对于患者血虚（浮者血虚）受寒（紧则为寒），面面俱到，岂能不效！

我在临床上治疗符合《古今录验》续命汤方证药证的中风后遗症患者非常多，有的患者一侧肢体几乎不能动弹的，服药一两周后，都会巨大改善，甚至很快就能够生活自理。

当然还是那句老话，仲圣经方，不以西医病名而局限用方，随证治之是大法，符合上述症状的许多疾病，如肌肉侧索硬化症、脑瘫、周期性瘫痪以及脑瘤脑炎引起的肢体偏废，都有该方的使用机会。

（二）《千金方》越婢加术汤证

越婢加术汤在《金匮要略·水气病脉证并治第十四》篇中治疗里水，这里不赘述，我们看看"中风历节"篇的方证描述："治肉极热，则身体津脱，腠理开，汗大泄，厉风气，下焦脚弱"。许多中风患者一侧肢体偏废，典型的"下焦脚弱"，而且许多患者腿肿，所以白术四两，充分发挥了肿、重的药证，加上麻黄也有肿、重的药证（如越婢汤的肿是麻黄药证，大青龙汤的重是麻黄药证），这样患者腿沉乏力及腿肿都可以解决，汗大泄，肉极热，半斤石膏！白虎汤中的汗大泄也是石膏证。同时偏瘫患者因为行动不利而烦躁，石膏证也可以解决。我治疗一个脑梗死偏瘫患者，吃了一剂越婢加术汤后，半天小便五六次，腿肿迅速消失，偏废的下肢居然可以自行抬腿，虽是个案，也充分见证了越婢加术汤治疗下焦脚弱的功效非凡。

《千金方》越婢加术汤方

麻黄六两　石膏半斤　生姜三两　甘草二两　白术四两　大枣十五枚

上六味，以水六升，先煮麻黄，去上沫，内诸药，煮取三升，分温三服。恶风加附子一枚，炮。

（三）侯氏黑散证

这个经方使用的抓手非常明确，"治大风，四肢烦重，心中恶寒不足者"。

侯氏黑散方

菊花四十分　白术十分　细辛三分　茯苓三分　牡蛎三分　桔梗八分　防风十分　人参三分　矾石三分　黄芩五分　当归三分　干姜三分　川芎三分　桂枝三分

上十四味，杵为散，酒服方寸匕，日一服。初服二十日，温酒调服，禁一切鱼、肉、大蒜，常宜冷食，六十日止，即药积在腹中不下也，热食即下矣，冷食自能助药力。

四肢烦重，既烦且重，心烦是黄芩证，身重是白术证。心中恶寒，就是胃不能消化冷东西，包括常温的不是很烫的饮食。不足，就是吃一般量的东西不满足，胃纳很大。细辛、干姜温化脏腑以治疗心中恶寒。菊花大剂量摄入后食量变小，加上临床上观察桔梗、牡蛎都可降低食欲。

所以我们在临床上发现，中风病患者偏瘫且四肢烦重，喜欢吃烫东西，胃口很大者，大胆使用侯氏黑散，效果明显。另外，我们通过临床验证，具备以上症状的高血压、高脂血症，侯氏黑散效果确切。我一个徒弟，最近用侯氏黑散治疗肢体困重、食量巨大的 5 个原发性高血压患者，5 个患者血压都迅速下降，未服用西药降压药。

（四）风引汤证

风引汤在《金匮要略》中写得很精简，"除热瘫痫"，石膏、寒水石、滑石等一堆甘寒之品可以除热，桂枝也可以治疗汗出。瘫痫，就是既有肢体偏废，同时可以神志异常——痫，所以风引汤里面还有桂枝甘草龙骨牡蛎汤（治疗血气流溢的因烧针致烦躁者）。风引汤药物组成及服法后面的勘注，很好地注解了这些症状："大人风引，少小惊痫瘈疭，日数十发，医所不能疗，除热方"。

风引汤方

大黄　干姜　龙骨各四两　桂枝三两　甘草　牡蛎各二两　寒水石　滑石　赤石脂　白石脂　紫石英　石膏各六两

上十二味，杵，粗筛，以韦囊盛之。取三指撮，井花水三升，煮三沸，温服一升。治大人风引，少小惊痫瘛疭，日数十发，医所不能疗，除热方。巢氏云：脚气宜风引汤。

所以临床上治疗中风患者，既有肢体偏废，同时烦躁明显，汗出身热，渴喜冷饮，神志异常，易受惊吓（龙骨、牡蛎证），首选风引汤，当然具备烦躁明显、汗出、身热、渴喜冷饮、易受惊吓的热性癫痫，这个经方肯定也是很好的选择。

（五）防己地黄汤证

防己地黄汤："治病如狂状，妄行，独语不休，无寒热，其脉浮"。这个经方放在中风病篇，说明不单有精神异常，同时也有肢体偏废。即临床上治疗中风病患者同时出现独语不休、妄行的狂躁症状，这里的脉浮，是血虚，中风病第一条就写道"浮者血虚"，所以生地黄用到了二斤！地黄治疗血虚造成的"阴（血气）阳（津液）不平衡"，在肾气丸方证中"以饮一斗，小便一斗"有明示，这里就不赘述了。当然，临床上我们治疗有血虚而独语妄行的狂躁型精神分裂症，也会常常用到防己地黄汤。

防己地黄汤方

防己一分　桂枝三分　防风三分　甘草一分

上四味，以酒一杯，渍之一宿，绞取汁。生地黄二斤，咬咀，蒸之如斗米饭久，以铜器盛其汁，更绞地黄汁，和分再服。

（六）《千金》三黄汤证

该方主证明确，"治中风，手足拘急，百节疼痛，烦热心乱，恶寒，经日不欲饮食"。药物组成是：麻黄五分，黄芪二分，黄芩三分，独活四分，细辛两分。首先治中风，肯定是肢体偏废或言语不利为前提，同时有百节疼痛且恶寒的麻黄证；独活、细辛也治疗疼痛；黄芩治疗心烦；手足拘挛，是因为血气虚，自然就局部津液匮乏（条文的"浮者血虚"是中风病的大前提），黄芪补血气。也就是说，中风病兼见百节疼痛、心烦恶寒或手足拘挛的，首选《千金》三黄汤。

《千金》三黄汤方

麻黄五分　独活四分　细辛二分　黄芪二分　黄芩三分

上五味，以水六升，煮取二升。分温三服，一服小汗，二服大汗。心热加大黄二分，腹满加枳实一枚，气逆加人参三分，悸加牡蛎三分，渴加栝楼根三分，先有寒加附子一枚。

二、历节

我们先看看历节的定义，"寸口脉沉而弱，沉即主骨，弱即主筋，沉即为肾，弱即为肝，汗出入水中，如水伤心，历节黄汗出，故曰历节"。条文重点突出脉沉主骨，脉沉为肾，我们都知道脉沉主水，告诉大家历节病与水饮有关，而肾主骨，所以历节病会骨痛，大概率离不开附子乌头药证。条文同时指出"弱即为肝"，肝藏血，换句话说，血气虚是历节病的机体基本状态。"汗出入水中，如水伤心，历节黄汗出，故曰历节"，是说血虚骨弱之人，汗出后图舒服马上冲凉或入水中，就会出现历节病、黄汗病，黄汗病也是水气病中的一种，这个条文说明了历节病的成因之一就是骨弱血虚之人伤水受凉。

历节病另一种形成机制是血弱体虚之人伤于风，"少阴病，脉浮而弱，弱则血不足，浮则为风，风血相抟，即疼痛如掣"。少阴病即血虚体弱之病，"弱则血不足，浮则为风，风血相抟，即疼痛如掣"就是说血不足而伤于风，这条也证明血气虚是历节病的机体根本状态。"盛人脉涩小，短气，自汗出，历节疼，不可屈伸，此皆饮酒汗出当风所致"，盛人即尊荣人，《血痹虚劳病脉证并治第六》篇的"夫尊荣人，骨弱肌肤盛"告诉我们，这些平素不劳动而贪图享受的盛人，都血虚骨弱，易受寒伤风，患历节病。

（一）桂枝芍药知母汤证

历节病第一个经方是桂枝芍药知母汤，"诸肢节疼痛，身体尪羸，脚肿如脱，头眩短气，温温欲吐，桂枝芍药知母汤主之"。

桂枝芍药知母汤方

桂枝四两　芍药三两　甘草二两　麻黄二两　生姜五两　白术五两　知母四两

防风四两　　附子二枚（炮）

上九味，以水七升，煮取二升，温服七合，日三服。

临床上使用桂枝芍药知母汤最重要的抓手是关节肿大疼痛，脚肿如脱，所以白术用到五两。肿，白术证。肢节疼痛，既有骨痛——附子证，也有肌肉筋膜疼痛——麻黄证。伤于风寒，温温欲吐，生姜证。汗出入水中，所以有桂枝证。血虚骨弱是根本，知母、芍药补津养血，"身体尪羸"就是明示血虚体弱。

桂枝芍药知母汤临床上常用于痛风、类风湿关节炎、膝关节炎、半月板损伤，等等，前提是要符合方证，更要精准符合药证。

（二）乌头汤证

历节病篇还有一个经方治疗历节病，就是乌头汤。"病历节，不可屈伸，疼痛，乌头汤主之"，方后注：乌头汤治脚气疼痛，不可屈伸。

乌头汤方

麻黄　芍药　黄芪各三两　甘草三两（炙）　川乌头五枚，咬咀，以蜜二升，煎取一升，即出乌头

上五味，咬咀四味，以水三升，煮取一升，去滓，内蜜煎中，更煎之，服七合。不知，尽服之。

我们从药物组成可以看出，有肌肉筋膜疼痛的麻黄证，骨痛有乌头，不单用芍药甘草汤补津养血治挛急，还特别加上黄芪补血气。黄汗病中就可以看出黄芪补血气，食已汗出就是血气虚，阴（血气）阳（津液）不平衡，食后多余的津液会跑掉，用黄芪补血气后，阴血增加了，津液就匹配了，阴阳平衡了，就不会食已汗出，或暮即盗汗出了。所以本篇的方药也可以证实，历节病的病因病机就是血虚骨弱、伤于寒、伤于风。

乌头汤临床上还用于符合方证药证的滑膜炎、半月板损伤、肩周炎、肩袖撕裂、肱骨处上髁炎等，血虚之人肌肉筋膜疼痛，屈伸不利，都有机会。

当然临床上历节病不单单是这两个经方，崔氏八味丸对于血虚骨弱的脚气病，也是历节病的补益性经方，"少腹不仁"也是典型的血虚表现。另外桂枝附子汤、去桂加白术汤、甘草附子汤，方证药证对应，治疗历节病都是很

有机会的，这里就不赘述了。

血痹虚劳病脉证并治第六

血痹与虚劳虽然是两个不同的病，但是有一个共同点就是都有血气虚，中风历节病也有血气虚，甚至水气病篇的黄汗病，也是有血气虚。只是血气虚的人，伤于不同的病邪，会出现不同的症状，就形成不同的疾病，仲圣予以不同的方药，这里再一次提醒大家，观其脉证，知犯何逆，随证治之。这就是《伤寒论》《金匮要略》的核心精髓。

一、血痹

血痹是一种以身体不仁为主要症状表现的疾病，临床上以身体麻木为主诉。需要指出的是，身体不仁不能都判断为血痹，如白虎汤证的口不仁（口舌麻木）是阳明病津液匮乏，崔氏八味丸的少腹不仁是虚弱型的历节病的表现，乌头桂枝汤的手足不仁是少阴病寒痹表现，水气病的"气分"血不足而受寒也可以"痹不仁"，甚至下利篇中，"五脏气绝于内者，利不禁，下甚者，手足不仁"，津液极度匮乏而出现手足麻木，以上的身体麻木，需要临床医生与血痹鉴别开来。

那么什么是血痹呢？《金匮要略》条文做出了明确界定，"问曰：血痹病从何得之，师曰：夫尊荣人，骨弱肌肤盛，重因疲劳汗出，卧不时动摇，加被微风，遂得之。但以脉自微涩，在寸口、关上小紧，宜针引阳气，令脉和紧去则愈"。首先，"尊荣人，骨弱肌肤盛"，就是说平时养尊处优，骨弱无力，肥肉多，不耐劳累，"疲劳汗出"复加受风，就会得血痹。血痹患者，属于体质偏弱的人，脉微而涩，明显有血虚，因为《金匮要略》反复强调，"涩为血不足""寸口脉浮微而涩，然当亡血"，所以血痹的本质就是血虚汗出受风。

黄芪桂枝五物汤证

仲圣给出了血痹病的脉证与方证："血痹，阴阳俱微，寸口关上微，尺中小紧，外证身体不仁，如风痹状，黄芪桂枝五物汤主之"。血痹病脉象虚弱，寸口关上微弱，同时如风痹一样的身体麻木，虽然没有描述汗出恶风，根据"夫尊荣人，骨弱肌肤盛，重因疲劳汗出，卧不时动摇，加被微风，遂得之"可以判断，患者会汗出恶风，同时还疲乏身重。

黄芪桂枝五物汤方

黄芪三两　芍药三两　桂枝三两　生姜六两　大枣十二枚

上五味，以水六升，煮取二升，温服七合，日三服。

方中黄芪补血以治疗血不足，在治疗身体不仁的同时，也治疗身重（疲乏），桂枝加黄芪汤中可以知道黄芪有"肿、身重"的药证。桂枝治疗汗出、恶风，生姜治疗外证恶寒的同时，与芍药合用有补充津液的作用，如新加汤中因为津液匮乏而身痛，加芍药、生姜各一两人参三两，就是补充津液。

临床上患者因为虚弱汗出多而出现手足麻木的，我们首先会用到黄芪桂枝五物汤，另外许多肿瘤患者，因为放化疗损伤了血气，也会出现身体麻木，这个时候也可以使用黄芪桂枝五物汤，效果很好。另外虚弱性疾病，补充血气需要时间，不会效如桴鼓，需要守方。

所以我们要明白，血痹与血虚骨弱息息相关，所以仲圣把血痹与虚劳写在同一篇里面。

二、虚劳

虚劳的表现很多，但是本质都是身体的虚弱劳损。脉象虚弱细微，即使脉大，也应该是大而中空，所以条文写道"大则为芤，减则为寒，芤则为虚"，这种脉大，与阳明外证的脉大有力，大家一定要区别开来。

我们大致捋一下虚劳的一些脉证：

"夫男子平人，脉大为劳，极虚亦为劳"。这是用脉象判断的虚劳指征：脉很虚弱是虚劳病，脉大而中空（芤）也是虚劳。

"男子面色薄者，主渴及亡血，卒喘悸，脉浮者，里虚也"。因为亡血，所以面色苍白，亡血则亡津液，所以口渴，虚弱则喘急心悸，就会出现所说的"疾行则喘喝"！这里脉浮当细弱，里虚之故。

"男子脉虚沉弦，无寒热，短气里急，小便不利，面色白，时目瞑，兼衄，少腹满，此为劳使之然"。脉虚而见面色苍白，虚弱疲乏欲闭目，显然是"劳使之然"，血虚则津伤，没有津液了，肯定小便不利，津液不足血来补，所以会导致衄血，虚弱而短气，甚至挛急腹痛，里急腹满而憋不住大便，甚至失精。

"劳之为病，其脉浮大，手足烦；春夏剧，秋冬瘥。阴寒精自出，酸削不能行。"就指出了虚劳至极精自出，身体瘦削酸软，走路都费劲。

"男子脉浮弱而涩，为无子，精气清冷"。脉浮弱，视为脉大而空，属于芤脉，涩为血不足，当然精气清冷，自然就不育无子。

虚劳还有许多表现，如"男子平人，脉虚弱细微者，善盗汗也"。这是血虚盗汗，与阳明病"目合则汗"的盗汗有显著区别。"人年五六十，其病脉大者，痹侠背行，苦肠鸣，马刀侠瘿者，皆为劳得之"。虚劳之人，可以脉大而弱，痹侠背行就是脊背麻木不仁，血虚于内，阴（血气）阳（津液）失衡，血虚而不匹配的多余津液就会滞留肠间，所以会"苦肠鸣"，生于腋下的疮疡"马刀"与生于颈项的瘿瘤瘰疬"侠瘿"都是因为虚劳的原因。这两个条文对我们在临床上的指导意义巨大，特别是对于结节、肿瘤的预防及治疗非常有启发。

还有就是虚劳的脱气，"脉沉小迟，名脱气。其人疾行则喘喝，手足逆寒，腹满，甚则溏泄，食不消化也"。明确告诉大家，手足逆冷、消化不良的虚劳脱气，动则喘累，或劳累就会加重病情，需要补血气，复津液，"疾行则喘喝"自然就得以康复。

另外，革脉也是虚极的表现，"脉弦而大，弦则为减，大则为芤，减则为寒，芤则为虚，虚寒相抟，此名为革。妇人则半产漏下，男子则亡血失精"。弦脉是津液匮乏的脉象，伤寒论中少阳（津液）病常见脉弦，大而空就是芤脉，血虚至极的表现，脉弦而大名"革"，所以虚劳病的革脉就是津液与血气都匮乏至极，如妇人的小产及崩漏，男子的亡血亡津液和失精，包括恶病质消耗性疾病的晚期癌症患者，需要补血气固津液，及时度过危险。

我们来看看虚劳病的常用经方及使用指征。

（一）桂枝加龙骨牡蛎汤证

"夫失精家，少腹弦急，阴头寒，目眩，发落，脉极虚芤迟，为清谷、亡血、失精。脉得诸芤动微紧，男子失精，女子梦交，桂枝加龙骨牡蛎汤主之"。

桂枝加龙骨牡蛎汤方

桂枝　芍药　生姜各三两　甘草二两　大枣十二枚　龙骨　牡蛎各三两

上七味，以水七升，煮取三升，分温三服。

临床上治疗梦遗，该方为首选方。多梦易惊，龙骨牡蛎证。从伤寒论118条的因为火逆而血气损伤造成的"因烧针烦躁者"的桂枝甘草龙骨牡蛎汤证，还有112条的"医以火迫之，亡阳，必惊狂，卧起不安者，桂枝去芍药加蜀漆牡蛎龙骨救逆汤主之"，这两条都可以看出，龙骨、牡蛎还可以补充血气，让惊狂、烦躁得解。所以，该方治疗亡血失精的虚劳脱发当属首选。另外，临床上肿瘤患者因为放化疗而出现的脱发，我们应当想到桂枝加龙骨牡蛎汤，放化疗对血气的损伤，大家都是很清楚的。由于血虚，阴阳失衡，不匹配的多余津液就会成为废水，血不利则为水，所以合方当归芍药散或苓桂术甘汤，常常收效更快。

（二）天雄散证

该方是附在桂枝加龙骨牡蛎汤条文之后的一个经方，没有症状条文，但是我们可以判断这也是一个治疗虚劳的经方。

天雄散方

天雄三两（炮）　白术八两　桂枝六两　龙骨三两

上四味，杵为散，酒服半钱匕，日三服，不知，稍增之。

天雄是不生蒐的独生附子，补足少阴血气的最佳药品，脉微用天雄当属首选。龙骨补益血气，与天雄共奏补虚劳之功。桂枝治疗心悸、短气，也治疗汗出、恶风，对血虚汗出、虚劳心悸起到很好的作用。白术治疗疲乏身重，也消除肿胀，把体内多余的津液输注于膀胱或肠道，对于大便硬或小便不利很有作用。全方对于"男子脉虚沉弦，无寒热，短气里急，小便不利，面色白，时目瞑，兼衄，少腹满，此为劳使之然"这样的虚劳病，非他莫属。所以我们在虚劳的阳痿、少精的不育症以及阳痿早泄的治疗上，常常用到天雄散。

（三）小建中汤证

"虚劳，里急，悸，衄，腹中痛，梦失精，四肢酸疼，手足烦热，咽干口燥，小建中汤主之"。这里特别强调一下里急与腹中痛，里急是内里急迫的意思，包括排便急迫，憋不住，同时也包括男性早泄以及梦失精的急迫症状。而腹中痛是虚劳造成的腹中挛急痛，这个与里急可以并存。另外说一下手足烦热与咽干口燥，这里的手足烦热，不是少阳病的小柴胡汤证或三物黄芩汤证的手足心热，咽干也不是伤寒论29条的甘草干姜汤证，同样口燥也不是阳明病的白虎汤证，而是因为虚劳血气虚，自然会津液匮乏，是津血俱虚的症状表现，这个时候需要补血气，津血同时得复。当然，悸是动则喘累、心悸的意思，虚劳病，疾行则喘喝，这一点好理解。

小建中汤方

桂枝三两（去皮） 甘草二两（炙） 大枣十二枚（擘） 芍药六两 生姜三两（切） 胶饴一升

上六味，以水七升，煮取三升，去滓；内饴，更上微火消解，温服一升，日三服。呕家不可用建中汤，以甜故也。

小建中汤是桂枝加芍药汤加饴糖组成，腹痛对应芍药证，需要明白，芍药与桂枝同用时，芍药的剂量要大于桂枝，才有治疗腹痛的作用，等量的如桂枝汤是不能治疗腹中痛的。芍药可以养血，但是治疗虚劳力量不够，需要饴糖配合使用，才是补虚劳的小建中汤。

临床上小建中汤常常用于符合虚劳表现的贫血、血小板减少症、梦遗及早泄，还有放化疗后的咽干口燥、四肢烦热酸痛，符合方证药证的虚劳病，都有使用机会。

（四）黄芪建中汤证

"虚劳，里急，诸不足，黄芪建中汤主之"。该方在小建中汤基础上，加了补血气的黄芪，补虚的效果更强，所以治疗诸不足。脱气的疾行则喘喝应当首选黄芪建中汤，临床上应用广泛。另外我们总结虚劳病条文可以发现，小建中汤和黄芪建中汤都写道"里急"，所以临床上虚劳病患者只要有憋不住大便的症状，首先可以选用黄芪建中汤或小建中汤。

黄芪建中汤方

桂枝三两，去皮　甘草三两，炙　大枣十二枚　芍药六两　生姜二两　胶饴一升　黄芪一两半

上七味，以水七升，煮取三升，去滓，内胶饴，更上微火消解。温服一升，日三服。气短胸满者，加生姜；腹满者，去枣加茯苓一两半。及疗肺虚损不足，补气，加半夏三两。

（五）肾气丸证

"虚劳，腰痛，少腹拘急，小便不利者，八味肾气丸主之"。

八味肾气丸方

干地黄八两　山药　山茱萸各四两　泽泻　牡丹皮　茯苓各三两　桂枝　附子（炮）各一两

上八味，末之，炼蜜和丸梧桐子大，酒下十五丸，加至二十五丸，日再服。

因为是虚劳，所以地黄量大，补血气，消渴病篇的"以饮一斗，小便一斗"就可以看出，血气虚了，匹配的津液就不多，所以喝水多马上就排出去了，临床上很多患者喝水后马上就要小便，地黄效果特别好。山药、山茱萸补精，而附子补充少阴体能，也可以补血气，同时治疗骨痛腰痛。附子还有治疗少腹拘急的作用，我们在《〈伤寒论〉条文药证》中已经详解。小便不利对应茯苓证，泽泻对应消渴，牡丹皮对虚劳血弱的唇口开裂非常有效，温经汤中也可见唇口干燥的牡丹皮证。全方治疗虚劳腰痛、小便不利效果显著。

（六）薯蓣丸证

"虚劳诸不足，风气百疾，薯蓣丸主之"。在虚劳的基础上，患者感受风气，可以虚弱头痛，感冒往来寒热迁延不愈，下焦脚弱，乏力身重、虚弱麻木等，甚至临床上遇到久治不愈、诸药不效的痛风，薯蓣丸都有机会。

薯蓣丸方

薯蓣三十分　当归　桂枝　曲　干地黄　豆黄卷各十分　甘草二十八分　人参七分　芎䓖　芍药　白术　麦门冬　杏仁各六分　柴胡　桔梗　茯苓各五分　阿胶七分　干姜三分　白敛二分　防风六分　大枣百枚，为膏

上二十一味，末之，炼蜜和丸，如弹子大。空腹酒服一丸，一百丸为剂。

（七）酸枣仁汤证

"虚劳，虚烦不得眠，酸枣仁汤主之"。条文写得很简洁，就说了虚劳病，虚烦不得眠，我们可以从药物组成上扩充使用指征。

酸枣仁汤方

酸枣仁二升　甘草一两　知母二两　茯苓二两　川芎二两　（《深师》有生姜二两）

上五味，以水八升，煮酸枣仁，得六升，内诸药，煮取三升，分温三服。

酸枣仁养血气；知母治疗心烦，同时补津液，治疗舌燥、大便干；茯苓治疗头昏眼花；川芎治疗血虚血瘀的头痛；甘草补气。所以我在临床上使用酸枣仁汤，一定具备以下指征：虚弱心烦；口舌干燥；头昏头痛。特别是如果没有舌燥口不仁症状的失眠，酸枣仁汤治疗效果不好。

（八）大黄䗪虫丸证

"五劳虚极羸瘦，腹满不能饮食。食伤、忧伤、饮伤、房室伤、饥伤、劳伤、经络荣卫气伤，内有干血，肌肤甲错，两目黯黑，缓中补虚，大黄䗪虫丸主之"。这个经方首先就提到了虚极羸瘦，那么虚劳是根本。然后明确指出"内有干血，肌肤甲错，两目黯黑"，说明虚弱的同时瘀血非常严重。所以该方临床上最多用于体弱纳差兼瘀血严重的患者。

大黄䗪虫丸方

大黄十分，蒸　黄芩二两　甘草三两　桃仁一升　杏仁一升　芍药四两　干地黄十两　干漆一两　虻虫一升　水蛭百枚　蛴螬一升　䗪虫半升

上十二味，末之，炼蜜和丸小豆大，酒饮服五丸，日三服。

首先该方里面有抵当汤（抵当丸）的成分，治疗瘀血造成的肌肤甲错、面目黯黑，同时治疗腹满，腹满主要是大黄证。抵当汤的基础上还增加了活血化瘀的䗪虫、蛴螬，化瘀力量更加强大。黄芩除烦，地黄、芍药等养血气，这样全方面解决腹满不能食、心烦忧伤、血瘀肌伤以及房事、劳累的虚劳损伤。总之，临床上见久病虚弱兼瘀血严重，瘦弱面黑、肌肤甲错的患者，都可以使用大黄䗪虫丸。

（九）炙甘草汤证

这个经方在《伤寒论》里面主治脉结代、心动悸，在《金匮要略》中，"治肺痿涎唾多、心中温温液液者"，与本篇的虚劳病都有一个共同点，那就是虚弱兼见胸闷。本篇的"治虚劳不足，汗出而闷，脉结悸，行动如常，不出百日，危急者十一日死"。也可见胸闷，脉结而心悸，这是该方中桂枝去芍药汤的主证。

炙甘草汤方

甘草四两（炙）　生姜三两（切）　人参二两　桂枝三两（去皮）　生地黄一斤（酒洗）　阿胶二两　麦门冬半斤（去心）　麻子仁半升　大枣三十枚（擘）

上九味，以清酒七升，水八升，先煮八味，取三升，去滓；内胶烊消尽，温服一升，日三服。一名复脉汤。

本方里面含有治疗"脉促胸满"的桂枝去芍药汤，加大了补气的炙甘草剂量，另外大量用了地黄补血，阿胶养血，麦冬、人参补津液，人参还可以治疗纳差不欲食。里面的麻子仁医家解读争议多，我认为虚劳病血虚津亏，一定会肠燥，麻子仁可以养血润燥，临床上解决大便硬的确有效。我在临床中用炙甘草汤治疗虚劳心悸患者，如房颤，室性早搏，心动过速，效果肯定。对心衰患者动则喘累，汗出胸闷的症状，收效甚快。

《肘后》獭肝散治疗冷劳，我临床从未使用，这里就略过。

肺痿肺痈咳嗽上气病脉证治第七

一、肺痿

肺痿是津液耗损、热在上焦的虚弱性疾病，脉数而虚是与肺痈脉数有力的脉象区别。津伤的原因有汗出、呕吐、小便数及误治的下法等，先看看条文："问曰：热在上焦者，因咳为肺痿。肺痿之病，从何得之，师曰：或从汗出，或从呕吐，或从消渴，小便利数，或从便难，又被快药下利，重亡津液，故得之。曰：寸口脉数，其人咳，口中反有浊唾涎沫者何，师曰：为肺痿之病。若口中辟辟燥，咳即胸中隐隐痛，脉反滑数，此为肺痈，咳唾脓血。脉数虚者为肺痿，数实者为肺痈"。文中详细阐述了肺痿的成因、症状以及脉象上与肺痈的鉴别。

肺痿总的来说，症状以咳嗽、咳唾涎沫，或不咳嗽而涎唾多，甚至小便数、遗尿等为临床表现，脉象总的是虚弱而数。临床上根据不同的具体症状，选择不同的经方，随证治之。

（一）甘草干姜汤证

甘草干姜汤在《伤寒论》29 条中就明确了是一个补充津液的经方，"咽中干，烦躁吐逆者，作甘草干姜汤与之，以复其阳"。以复其阳就是补充津液，恢复津液，切中肺痿病津亏液耗的本质。"肺痿吐涎沫而不咳者，其人不渴，必遗尿，小便数。所以然者，以上虚不能制下故也。此为肺中冷，必眩，多涎唾，甘草干姜汤以温之。若服汤已渴者，属消渴"。上虚不能制下，本质说肺痿是虚证，不能制下就会小便数，还会遗尿，又有虚弱头眩以及涎唾多的表现，这种情况下就用甘草干姜汤。

甘草干姜汤方

甘草四两，炙　干姜二两

上二味，以水三升，煮取一升五合，去滓，分温再服。

（二）泽漆汤证

泽漆汤条文中没有描述具体症状，但特别提到脉沉，这里的沉，是指虚弱而沉细，因为肺痿的属性是虚弱性疾病。我们先看看泽漆汤的药物组成，再利用药证来指导其在肺痿中的运用。

泽漆汤方

半夏半升　紫参五两（一作紫菀）　泽漆三斤（以东流水五斗，煮取一斗五升）　生姜五两　白前五两　甘草　黄芩　人参　桂枝各三两

上九味，㕮咀，内泽漆汁中，煮取五升，温服五合，至夜尽。

药物中泽漆的剂量最大，治疗"丈夫阴气不足"，即养血气就可以复津液；血气虚多余的阴阳不匹配的津液就会成为废水，出现水肿，所以泽漆也治肿（与黄芪一样的消肿机制，不同于茯苓、白术的利尿消肿），泽漆同时也治疗"热在上焦者"，也是补充血气而使匹配的上焦津液得复的意思。桂枝、甘草，防止再次大汗出，这些药证在我们的《〈伤寒论〉条文药证解读》中已经详述。生姜、半夏治呕；人参补津液，与生姜一起打开食欲；大量炙甘草顾护津液，治疗小便数，从肺痿病的致病源头治疗，解决"或从汗出，或从呕吐，或从消渴，小便利数"的致病源头问题。黄芩除烦，白前止咳，治疗肺痿"或咳"的临床表现。

所以临床上治疗肺痿病症见咳嗽、口渴心烦、汗出心悸、纳差呕恶、小便数的虚弱脉沉的患者，常用于肺癌、肺结节、肺气肿、尘肺病等慢性虚弱性疾病，只要符合药证方证，均可以随证治之。

（三）《外台》炙甘草汤证

炙甘草汤在"虚劳病"篇就很详细地解读过，在"肺痿病"中还有"治肺痿涎唾多，心中温温液液者"的作用，涵盖了虚弱心悸、怔忡短气、心胸难受、同时涎沫与唾液很多的症状。

炙甘草汤方

甘草四两（炙）　生姜三两（切）　人参二两　桂枝三两（去皮）　生地黄一斤（酒

洗）阿胶二两　麦门冬半斤（去心）　麻子仁半升　大枣三十枚（擘）

上九味，以清酒七升，水八升，先煮八味，取三升，去滓；内胶烊消尽，温服一升，日三服。一名复脉汤。

（四）《千金》生姜甘草汤证

《千金》生姜甘草汤方

生姜五两　人参三两　甘草四两　大枣十五枚

上四味，以水七升，煮取三升，分温三服。

大量的生姜可以补充津液，人参也补津液，人参、生姜还增加食欲，从饮食中补充血气津液，四两甘草（这里应该是炙甘草，生甘草仅用于咽痛）顾护津液，不让其流失，所以可以治疗咽燥而渴。多痰是肺痿津亏液耗，炼液为痰的表现，通过前述的药物作用，津液得复，咳唾涎沫不止就自然得治。临床上治疗肺痿症见咳唾涎沫且口渴咽燥的患者。

（五）《千金》桂枝去芍药加皂荚汤证

《千金》桂枝去芍药加皂荚汤治疗肺痿病吐涎沫，同时患者应该有汗出、心悸、胸满，这是桂枝去芍药汤的证治。皂荚祛痰特别厉害，老家的老人们常用皂荚去皮、烧焦、碾压细末治疗咳吐涎沫久治不愈的肺病，收效不错。所以《千金》桂枝去芍药加皂荚汤治疗肺痿病症见心悸、喘累而吐涎沫者，如弥漫性泛细支气管炎、肺心病等。

《千金》桂枝去芍药加皂荚汤方

桂枝　生姜各三两　甘草二两　大枣十枚　皂荚一枚，去皮子，炙焦

上五味，以水七升，微微火煮取三升，分温三服。

二、肺痈

肺痈与肺痿对比，属于实性疾病，"脉数虚者为肺痿，数实者为肺痈"就做出了界定。同时仲圣也对肺痈的成因、临床症状及预后作了简单阐述："问曰：病咳逆，脉之何以知此为肺痈？当有脓血，吐之则死，其脉何类？师曰：

寸口脉微而数，微则为风，数则为热；微则汗出，数则恶寒。风中于卫，呼气不入；热过于荣，吸而不出。风伤皮毛，热伤血脉。风舍于肺，其人则咳，口干喘满，咽燥不渴，时唾浊沫，时时振寒。热之所过，血为之凝滞，蓄结痈脓，吐如米粥。始萌可救，脓成则死"。风伤皮毛，热伤血脉，热之所过，血为之凝滞，蓄结痈脓，是肺痈的成因，基础症状可见：口干咽燥、咳唾浊痰或痰如米粥，甚至咳唾脓血、咳即胸中隐隐痛，还有的表现为烦满、胸中甲错等。预后方面，在古代来说，始萌可救，脓成则死。

治疗方面，根据不同症状反应，给予相应的经方。

（一）葶苈大枣泻肺汤证

"肺痈，喘不得卧，葶苈大枣泻肺汤主之"。水饮热化、痰浊壅肺，呼吸急促、不能平躺的肺痈患者，常用葶苈大枣泻肺汤。"肺痈胸满胀，一身面目浮肿，鼻塞清涕出，不闻香臭酸辛，咳逆上气，喘鸣迫塞，葶苈大枣泻肺汤主之"，这些水饮壅塞症状，也是重要的使用指征。我在临床上常用于符合方证的肺气肿、肺心病、尘肺病，缓解患者喘累不得卧收效显著。

葶苈大枣泻肺汤方

葶苈_{熬令黄色，捣丸如弹丸大}　大枣十二枚

上先以水三升，煮枣取二升，去枣，内葶苈，煮取一升，顿服。

（二）桔梗汤证

"咳而胸满，振寒脉数，咽干不渴，时出浊唾腥臭，久久吐脓，如米粥者，为肺痈，桔梗汤主之"。畏寒、咳唾如米粥一样的脓痰，而且腥臭难闻的肺痈，临床上首推桔梗汤。桔梗汤是排脓汤的基础构架，排脓效佳，临床常用于肺炎等感染性疾病。

桔梗汤方

桔梗一两　甘草二两

上二味，以水三升，煮取一升，去滓，温分再服。

（三）《外台》桔梗白散证

该方与桔梗汤证治描述相同，"治咳而胸满，振寒脉数，咽干不渴，时出浊唾腥臭，久久吐脓如米粥者，为肺痈"。药物与桔梗汤对比，只是去了甘草，增加了峻下的巴豆和清热消痈、可以治疗金疮的贝母，排脓及修复肺部损伤力量更强，另外全方可以从下解去肺部的燥热。

《外台》桔梗白散方

桔梗　贝母各三分　巴豆一分，去皮，熬，研如脂

上三味，为散，强人饮服半钱匕，羸者减之。病在膈上者吐脓血，膈下者泻出。若下多不止，饮冷水一杯则定。

（四）《千金》苇茎汤证

《千金》苇茎汤治肺痈咳嗽同时有微热汗出、烦满、胸中甲错等临床表现的患者，苇茎补津液除热邪，薏苡仁除湿排脓，冬瓜子破溃脓血，桃仁化瘀止咳，对肌肤甲错精准治疗。《千金》苇茎汤临床上常用于符合方证药证的肺炎、肺癌合并感染等，机会较大。

《千金》苇茎汤方

苇茎二升　薏苡仁半升　桃仁五十枚　瓜瓣半升

上四味，以水一斗，先煮苇茎得五升，去滓，内诸药，煮取二升。服一升，再服，当吐如脓。

三、咳嗽上气

咳嗽与上气，可以单独出现，也可以同时并见，而且咳嗽、上气也可见于肺痿、肺痈病中。临床上根据具体症状反应而使用不同的经方。

（一）射干麻黄汤证

"咳而上气，喉中水鸡声，射干麻黄汤主之"。使用抓手为咳嗽、气上冲逆以及最重要的指征——喉中水鸡声。

射干麻黄汤方

射干十三枚（一法三两） 麻黄四两 生姜四两 细辛 紫菀 款冬花各三两 五味子半升 大枣七枚 半夏（大者，洗）八枚，一法半升

上九味，以水一斗二升，先煮麻黄两沸，去上沫，内诸药，煮取三升，分温三服。

射干是治疗喉间哮鸣（水鸡声）的特效药，凡是咳痰困难、不易咯出的咳嗽病，收效极佳。麻黄、生姜可以治疗外证的恶寒、发热、身痛，麻黄还可以平喘。细辛、五味子止咳，紫菀、冬花对于咳痰难咯有治疗作用，全方临床上多用于符合方证药证的支气管炎、哮喘、肺气肿等。

（二）皂荚丸证

咳逆上气，时时吐唾浊，但坐不得眠，皂荚丸主之。该方治疗咳嗽气逆见浊痰多者。

皂荚丸方

皂荚八两，刮去皮，用酥炙

上一味，末之，蜜丸梧子大。以枣膏和汤，服三丸，日三夜一服。

（三）厚朴麻黄汤证

单是条文描述的"咳而脉浮者，厚朴麻黄汤主之。"很难准确使用该方。我们先来看看药物组成。

厚朴麻黄汤方

厚朴五两 麻黄四两 石膏如鸡子大 杏仁半升 半夏半升 干姜二两 细辛二两 小麦一升 五味子半升

上九味，以水一斗二升，先煮小麦熟，去滓，内诸药，煮取三升，温服一升，日三服。

方中厚朴五两，胀满明显；麻黄四两，可以有外证的发热、头痛、身痛；杏仁半升配合麻黄可以治疗有痰的喘咳；干姜、细辛、五味子、半夏治疗咳嗽；这里的小麦一升用于养胃气；因为咳喘有烦躁的症状，用了石膏如鸡子

大。所以我临床上用于症见咳嗽有痰、气满烦躁或有头痛、身痛外证的肺系疾病，如肺结节、支气管肺炎或者肺癌等，都有使用机会。

（四）麦门冬汤证

"大逆上气，咽喉不利，止逆下气者，麦门冬汤主之。"这个大逆上气，我常理解为火逆上气，因为咽喉不利，说明燥热伤津，所以大剂量麦门冬补津液润燥，同时方中人参、粳米也是补津液的药物，配合麦门冬生津液、止逆下气。火逆上气造成咽喉不利的同时，咽中如炙脔也是咽喉不利的一种表现，所以用了半夏一升治疗咽喉异物感。咳逆上气一定睡眠不好，所以有大枣十二枚助眠，与方中甘草、粳米配合，有甘麦大枣汤（粳米与小麦均为养脏品）的意思。临床上症见咽喉不利、气逆咳嗽的肺系疾病，均可与麦门冬汤。

麦门冬汤方

麦门冬七升　半夏一升　人参二两　甘草二两　粳米三合　大枣十二枚

上六味，以水一斗二升，煮取六升。温服一升，日三夜一服。

（五）越婢加半夏汤证

"咳而上气，此为肺胀，其人喘，目如脱状，脉浮大者，越婢加半夏汤主之。"该方证是咳嗽上气病的一种类型，即肺胀。除了咳逆上气外，有个显著特点就是目如脱状，即眼睛凸出的样子。脉浮说明有外证，麻黄止咳喘；脉大有阳明石膏证，同时石膏除烦。越婢汤可以治疗风水恶风一身悉肿，不能治疗目如脱状，加半夏后，就可以治疗咳逆上气的眼睛凸出，从而可以推理出半夏有眼凸的药证，还需全方药物配合使用。

越婢加半夏汤方

麻黄六两　石膏半斤　生姜三两　大枣十五枚　甘草二两　半夏半升

上六味，以水六升，先煮麻黄，去上沫，内诸药，煮取三升，分温三服。

（六）小青龙加石膏汤证

该方有小青龙汤证，因为烦躁，所以加了石膏除烦。"肺胀，咳而上气，烦躁而喘，脉浮者，心下有水，小青龙加石膏汤主之"。这是第二个肺胀咳逆上气病的经方，小青龙汤大家在《〈伤寒论〉条文药证解读》中已经讲得很清楚，咳逆依息不得卧，再加上烦躁，就是小青龙加石膏汤的使用指征了，这里就不赘述。

小青龙加石膏汤方

麻黄　芍药　桂枝　细辛　甘草　干姜各三两　五味子　半夏各半升　石膏二两

上九味，以水一斗，先煮麻黄，去上沫，内诸药，煮取三升。强人服一升，羸者减之，日三服，小儿服四合。

奔豚气病脉证治第八

"师曰：病奔豚，有吐脓，有惊怖，有火邪，此四部病，皆从惊发得之。师曰：奔豚病从少腹起，上冲咽喉，发作欲死，复还止，皆从惊恐得之"。从条文中可以判断，奔豚病是一种因为惊吓、恐惧而发作的疾病。临床表现为有气从少腹起上冲咽喉，出现许多难受的症状，特点是发作的时候欲死一般，发作之后恢复如常人。

奔豚气病根据不同的症状反应，对应不同的经方治疗，本篇列举了三个方证。

（一）奔豚汤证

"奔豚气上冲胸，腹痛，往来寒热，奔豚汤主之"。该方证是奔豚气病发作程度最强的一种，仲圣描述简洁，我们可以结合奔豚气病的定义加以阐述：奔豚气从少腹往上冲，冲到腹部的时候，出现腹痛；冲到心胸的时候，胸闷胸痛心慌，冲到咽喉部位，气塞憋闷濒死感。而且发作时既怕冷又怕热，这个往来寒热与少阳病的小柴胡汤证有相似之处。

奔豚汤方

甘草　川芎　当归各二两　半夏四两　黄芩二两　生葛根五两　芍药二两
生姜四两　甘李根白皮一升

上九味，以水二斗，煮取五升，温服一升，日三夜一服。

药物有一部分与小柴胡汤类似，奔豚病的"发作欲死，复还止"也与小柴胡汤的"休作有时"相似，因为没有胁痛所以无柴胡而用甘李根皮止烦躁，有腹痛就有当归、芍药、川芎，半个当归芍药散。怕热有黄芩二两，怕冷有生姜四两，葛根也可以解外（如葛根芩连汤中表未解，用葛根解外），奔豚气冲到心胸咽喉部，会胸闷气塞濒死感，还会呕吐涎沫，这个在临床上经常遇到，所以大量半夏、生姜可以治疗恶心欲吐。这里特别提醒一下，奔豚汤是奔豚气病已经发作，与茯苓桂枝甘草大枣汤的"欲作奔豚"（即还没有发作奔豚）是有天壤之别的，与桂枝加桂汤的"必发奔豚"，即可能出现奔豚的情况与程度也是大不一样的。发作欲死，只有奔豚汤才能治疗，换句话说，就是该病进入血气层面，需要当归、芍药、川芎才能解决，我们在临床上也进行了验证。

我曾经治疗一个陈姓老太，平素如常人，发病的时候述有气从肚脐周围上冲，冲到胸腹出现腹痛、胸闷憋气，恶心欲吐，吐不出胃内容物，吐涎沫，气冲咽喉，频繁嗳气，呼吸困难，诉说有濒死感。首诊我根据患者干呕、吐涎沫，而且喜欢喝滚烫的开水，给予吴茱萸汤，可以缓解症状，但是停药一周，又会发作。后来我询问得知：患者既怕冷又怕热，发作过后如同常人，而且患者胆小易惊，与"发作欲死，复还止，皆从惊恐得之"完全吻合，开了一周奔豚汤服用，随访至今尚未再发作奔豚病。

（二）桂枝加桂汤证

这个方证是治疗感冒发汗后，又用了火针治疗，针眼处受寒或感染出现红肿，有可能出现气上冲胸的症状，如果出现奔豚气的轻症（必发奔豚，气从小腹上至心），就先在感染处用灸，再用桂枝加桂汤服用。"发汗后，烧针令其汗，针处被寒，核起而赤者，必发奔豚，气从小腹上至心，灸其核上各一壮，与桂枝加桂汤主之"。需要明确，这个是奔豚气病的轻症，主要症状是气上冲、嗳气，与奔豚汤证的腹痛、吐涎沫、憋气及发作欲死的程度完全不一样。就是在桂枝汤证的汗出、恶风、畏寒的基础上，多了一个气上冲的症状，所以加大了治疗气上冲的桂枝。

桂枝加桂汤方

桂枝五两，去皮　　芍药三两　　生姜三两，切　　甘草二两，炙　　大枣十二枚，擘

上五味，以水七升，煮取三升，去滓，温服一升。

（三）茯苓桂枝甘草大枣汤证

本方也是治疗还没有发作奔豚气病，只是出现了脐下悸，气上冲，"发汗后，脐下悸者，欲作奔豚，茯苓桂枝甘草大枣汤主之。"直接告诉大家欲作奔豚，但是还没有发作。脐下悸，就是脐下肉跳，与真武汤证的身眴动一样的肉跳，这个是茯苓证。欲作奔豚就是有气上冲，要发作奔豚病的趋势，所以用大剂量的桂枝（苓桂术甘汤里面的"气上冲胸"也是桂枝证）。同理，该方证与奔豚汤证相比，属于非常轻微的奔豚气病。

茯苓桂枝甘草大枣汤方

茯苓半斤　　桂枝四两，去皮　　甘草二两，炙　　大枣十五枚，擘

上四味，以甘澜水一斗，先煮茯苓，减二升，内诸药，煮取三升，去滓，温服一升，日三服。作甘澜水法：取水二斗，置大盆内，以杓扬之，水上有珠子五六千颗相逐，取用之。

胸痹心痛短气病脉证治第九

胸痹病，可以出现心痛，也可以出现短气，也可以没有心痛而出现胸满、痞气，或者气塞、呼吸不畅。其中绝大部分胸痹与上焦津液亏虚兼血寒有关。

"师曰：夫脉当取太过不及，阳微阴弦，即胸痹而痛，所以然者，责其极虚也。今阳虚，知在上焦，所以胸痹心痛者，以其阴弦故也"。阳微，寸脉微弱，脉属"不及"，津液极虚也；阴弦，尺脉血寒而痛。这条就阐述了胸痹的

大致机制。"平人无寒热，短气不足以息者，实也"。接下来补充到，没有津虚血寒的普通人，出现短气，不属于胸痹短气，是饮停心下或胃中积食，属于实证，不是胸痹的阳微阴弦证。

胸痹的临床表现很多，根据不同的症状反应，我们使用对应的经方。

（一）瓜蒌薤白白酒汤证

"胸痹之病，喘息咳唾，胸背痛，短气，寸口脉沉而迟，关上小紧数，瓜蒌薤白白酒汤主之"。这里脉迟为寒，同时脉迟也是津液匮乏（如新加汤脉象），符合胸痹的"阳微阴弦"，关上小紧数，是疼痛的脉象，所以用瓜蒌治疗胸背痛，薤白行气通脉逐寒，配合白酒温通驱寒，胸痛短气得治，喘息咳唾自消。临床上常用于冠心病心绞痛患者，症见胸背痛而短气、咳痰、喘息者。

瓜蒌薤白白酒汤方

瓜蒌实一枚，捣　薤白半升　白酒七升

上三味，同煮，取二升，分温再服。

（二）瓜蒌薤白半夏汤证

"胸痹，不得卧，心痛彻背者，瓜蒌薤白半夏汤主之"。这个胸痹的程度更加严重，心痛透到背痛，还不得躺卧，且不欲饮水，所以用了半升半夏，血寒更重，白酒用到一斗，比瓜蒌薤白白酒汤的白酒多用了3升。该方治疗冠心病心绞痛疼痛剧烈者，临床上常常加味桃仁等活血化瘀药物效果更好。这里特别提示一下，临床上不单纯是冠心病、心绞痛才会心痛彻背不得卧，肺癌晚期、乳腺癌、食管癌、贲门癌以及癌症出现纵隔淋巴转移，等等，都可以出现心痛彻背、背痛彻心，伴有不欲饮，且阳微阴弦的脉象，就可以使用瓜蒌薤白半夏汤。肺癌骨转移的心痛彻背，可以合方薏苡附子散（关于十八反乌头忌半夏的说法，仲圣原方附子粳米汤就是附子、半夏同用，临床医生自己斟酌把控使用），炮附子对骨痛效果确切。

瓜蒌薤白半夏汤方

瓜蒌实一枚　薤白三两　半夏半斤　白酒一斗

上四味，同煮，取四升，温服一升，日三服。

（三）枳实薤白桂枝汤与人参汤证

"胸痹，心中痞气，气结在胸，胸满，胁下逆抢心，枳实薤白桂枝汤主之，人参汤亦主之"。该方治疗胸痹胸痛的同时，有气上冲及胀气憋闷感，这是很重要的指征。临床上患者叙述有胸闷、心痛的同时，伴有胀气，嗳气后胸痛会缓解，且伴有胸腹或胁下冲气感，或有汗出短气的桂枝证，用该方效果很好。这里顺便说一下人参汤，该方可以治疗条文中的"心中痞"，严格地说，应该是心下痞，是饮食集聚在心下（胃）的痞胀，人参消食痞，白术消水痞，人参汤不可能治疗枳实薤白桂枝汤的胸痛、胀气、憋闷及胁下逆抢心、气上冲，大家需要明辨。

枳实薤白桂枝汤方

枳实四枚　厚朴四两　薤白半斤　桂枝一两　瓜蒌一枚，捣

上五味，以水五升，先煮枳实、厚朴，取二升，去滓，内诸药，煮数沸，分温三服。

人参汤方

人参　甘草　干姜　白术各三两

上四味，以水八升，煮取三升。温服一升，日三服。

（四）茯苓杏仁甘草汤与橘枳姜汤证

"胸痹，胸中气塞，短气，茯苓杏仁甘草汤主之，橘枳姜汤亦主之"。茯苓杏仁甘草汤治疗的胸痹，临床症状主要是呼吸不畅、短气为主，水饮壅塞在上焦而胸闷短气，可见头昏、鼻塞，甚至其人形肿者（杏仁证），效果很好。所以我们临床上见到鼻甲肥大、打鼾、张口呼吸也常用茯苓杏仁甘草汤。而橘枳姜汤则用在痰多、咽痒、干哕的胸中气塞短气者，呼吸无力是一个重要指征。

茯苓杏仁甘草汤方

茯苓三两　杏仁五十个　甘草一两

上三味，以水一斗，煮取五升。温服一升，日三服。

橘枳姜汤方

橘皮一斤　枳实三两　生姜半斤

上三味，以水五升，煮取二升，分温再服。《肘后》《千金》云：治胸痹，胸中愊愊如满，噎塞习习如痒，喉中涩燥，唾沫。

（五）薏苡附子散证

"胸痹，缓急者，薏苡附子散主之"。缓急者，时发时缓，这个是许多心绞痛的临床特征，薏苡仁与时间节律关系密切，如"日晡所剧者"的麻黄杏仁薏苡甘草汤证，症状与时间节律相关，也用到薏苡仁。当然不是冠心病、心绞痛，只要疼痛时缓时发，如前面说的肺癌骨转移，我们也有用到薏苡附子散的机会。

薏苡附子散方

薏苡仁十五两　大附子十枚，炮

上二味，杵为散，服方寸匕，日三服。

（六）桂枝生姜枳实汤证

"心中痞，诸逆，心悬痛，桂枝生姜枳实汤主之"。心中痞这里指心胸胀气；诸逆指气上冲逆、恶心呕逆（桂枝治气上冲逆，生姜治恶心呕逆）；同时心悬痛，指自觉心脏悬空无力而疼痛，这个悬痛是重要抓手，是大剂量使用枳实的依据。枳实在四逆散中治疗下重，这里治疗心脏的下垂悬空感，所以全方治疗"心中痞，诸逆，心悬痛"。冠心病、心衰符合方证药证均可用之。

桂枝生姜枳实汤方

桂枝　生姜各三两　枳实五枚

上三味，以水六升，煮取三升，分温三服。

（七）乌头赤石脂丸证

"心痛彻背，背痛彻心，乌头赤石脂丸主之"。

乌头赤石脂丸方

蜀椒一两　乌头一分（炮）　附子半两（炮）　干姜一两　赤石脂一两

上五味，末之，蜜丸如梧子大，先食服一丸，日三服。不知，稍加服。

我们都知道，胸痹是因为阳微阴弦，即上焦津液亏虚与血寒之故，心痛彻背、背痛彻心，说明血寒极其严重，所以该方用了乌头附子干姜蜀椒温之，治疗"阴弦"，同时干姜补充津液，治疗"阳微"，可以推断，血寒严重，当有虚寒下利，更加丢失津液，所以用了赤石脂摄肠止利。

所以，该方常用于寒积的冠心病、心绞痛，急性胃炎疼痛，虚寒性肠炎、腹痛腹泻，也用于癌症骨转移疼痛。

腹满寒疝宿食病脉证治第十

一、腹满

腹满有多种情况，不同的症状反应，属于不同的虚实类型，同时也就使用不同的方药。

"病者腹满，按之不痛为虚，痛者为实，可下之。舌黄未下者，下之黄自去"。这一条告诉大家，如果腹满，按压不痛的，属于虚证，后面告诉大家治疗用温药，我们稍后阐述。如果腹满同时按压疼痛，就是实证，需要用下法，舌苔黄，用了下法黄苔自然就去了。

（一）虚证腹满

"趺阳脉微弦，法当腹满，不满者必便难，两胠疼痛，此虚寒从下上也，当以温药服之"。趺阳脉是候胃气的，主脾胃情况，脉微，当属胃气虚，弦主寒，说明胃虚而受寒邪侵犯，那么从道理上来说，应该腹满。如果不腹满，那就应该大便难或者胁肋疼痛，因为寒气上冲，大便就不下，没有腹满，那么说明寒气冲到两胁肋处，自然就会"两胠疼痛"；如果这种情况下，就要用温药治疗。

"腹满时减，复如故，此为寒，当与温药"。这条应该与第一条结合起来看，应该是腹满舌黄，就用了下法，因为"舌黄未下者，下之黄自去"，下之后腹满只是缓解了一会儿，然后又腹满如故，说明不是实证腹满，属于虚满，这种情况也应该用温药服之。

中寒，也应该是虚证腹满的一种，喜欠伸，善嚏或欲嚏不能，体能低下，同时寒气上攻，所以喜欢流清鼻涕。"夫中寒家，喜欠，其人清涕出，发热色和者，善嚏"；"中寒，其人下利，以里虚也，欲嚏不能，此人肚中寒"。这两条做出了详细的描述。

1. 人参汤证

还有一种情况也属于虚证腹满范畴，"夫瘦人绕脐痛，必有风冷，谷气不行，而反下之，其气必冲；不冲者，心下则痞"。瘦人本就胃气虚，寒气上攻则脐周疼痛，反用下法，寒气更加上冲甚至造成两胁疼痛；如果不上冲，那么就会出现心下痞的症状。这个就会用到人参汤了，白术治疗虚寒痞胀，甘草、干姜温之，人参养胃气。

人参汤方

人参　甘草　干姜　白术各三两

上四味，以水八升，煮取三升。温服一升，日三服。

2. 附子粳米汤证

虚满腹痛，腹中雷鸣，胸胁满胀，还呕吐的，就用附子粳米汤。"腹中寒气，雷鸣切痛，胸胁逆满，呕吐，附子粳米汤主之"。

附子粳米汤方

附子一枚（炮）　半夏　粳米各半升　甘草一两　大枣十枚

上五味，以水八升，煮米熟，汤成，去滓，温服一升，日三服。

腹中雷鸣是半夏证，炮附子治疗腹痛（四逆散中"腹中痛者加炮附子一枚"可以推断），也治疗寒气，而呕吐也是半夏证，粳米、大枣养胃气，甘草益气（栀子豉汤证的"少气者，栀子甘草豉汤"）。使用指征是腹中雷鸣、腹痛、呕吐以及寒气上冲造成的胸胁逆满。

3. 大建中汤证

另一种虚证腹满病：心下及胸中大寒痛，呕吐不能喝水、吃饭，腹部还可以看到鼓包如有头足，痛不可触，就用大建中汤了。先看看条文及方药，"心胸中大寒痛，呕不能饮食，腹中寒，上冲皮起，出见有头足，上下痛而不可触近，大建中汤主之"。症状反应我们已经很清楚了。

大建中汤方

蜀椒二合（炒去汗）　干姜四两　人参二两

上三味，以水四升，煮取二升，去滓，内饴糖一升，微火煎取一升半，分温再服；如一炊顷，可饮粥二升，后更服，当一日食糜，温覆之。

蜀椒、干姜就是前面条文说的"当与温药"，驱寒止痛，寒气除，那么"上冲皮起，出见有头足，上下痛而不可触近"自然就消失，不欲饮也得以改善。人参治疗不能食，也复胃气，而大量的饴糖，补虚养胃，全方契合虚证腹满的证要，补虚驱寒，诸症当除。另外该方也是"中寒"喜欠、流清涕、善嚏或欲嚏不能的首选经方。

4. 赤丸证

还有一个虚证寒气的情况，当有晕厥肢冷，伴腹痛、呕吐、不欲饮，条文写得很简洁，"寒气厥逆，赤丸主之"。但是我们根据药证以及寒气上冲的表现推断，可以补充临床应用抓手。

赤丸方

茯苓四两　半夏四两（洗）（一方用桂枝）　乌头二两（炮）　细辛一两（《千金》作人参）

上四味，末之，内真朱为色，炼蜜丸如麻子大。先食酒饮下三丸，日再夜一服；不知，稍增之，以知为度。

条文中"寒气厥逆"，厥，既包括厥冷，也包含晕厥。乌头、细辛治疗四肢厥冷；茯苓治疗头昏晕厥；半夏治疗寒气上冲所致虚寒呕吐；乌头治疗寒气逆冷的同时，也治疗虚寒腹痛。另外，赤丸也可以治疗中寒的喜欠、流清涕、善嚏或欲嚏不能。

（二）实证腹满

1. 厚朴七物汤证

"病腹满，发热十日，脉浮而数，饮食如故，厚朴七物汤主之"。文中表达简洁，只提到腹满与脉浮数，临床使用需要挖掘隐藏症状，就要利用条文药证。

厚朴七物汤方

厚朴半斤　甘草　大黄各三两　大枣十枚　枳实五枚　桂枝二两　生姜五两

上七味，以水一斗，煮取四升，温服八合，日三服。呕者加半夏五合，下利去大黄，寒多者加生姜至半斤。

药物里面有厚朴三物汤，厚朴、枳实、大黄，厚朴、枳实除满，大黄止痛（如桂枝加大黄汤的药证），痛而闭者，一是大便难为闭，二是肠道憋气不出也是闭，那么大便后或者放屁后人就觉得舒服，这是该方的一个使用指征。腹满病容易出现寒气上冲，所以会呕吐干哕，生姜止吐，桂枝治疗气上冲，且脉浮为表证，桂枝、生姜亦可解外，脉数为实证，实者可下之。这就是厚朴七物汤的临床抓手。

2. 厚朴三物汤证

"痛而闭者，厚朴三物汤主之"。我们在厚朴七物汤里面已经讲了，腹痛、大便难、肠道屎气不出，放屁后会感觉轻松，就是厚朴三物汤的使用指征。

厚朴三物汤方

厚朴八两　大黄四两　枳实五枚

上三味，以水一斗二升，先煮二味，取五升，内大黄，煮取三升。温服一升，以利为度。

3. 大柴胡汤证

"按之心下满痛者，此为实也，当下之，宜大柴胡汤"。大柴胡汤治疗实证腹满，不单是心下压痛，应当还有胸胁满、心烦、往来寒热（既怕冷又怕热），同时手心或脚心热，里面含枳实芍药散，说明不单心下痛，当有腹痛。有半夏、生姜，可以出现呕吐症状；大黄可以治疗大便难，同时也治疗腹满、腹痛。

4. 大承气汤证

"腹满不减，减不足言，当须下之，宜大承气汤"。这个条文指的是腹满用药后腹满没有减轻，或者减轻很少，需要继续用下法，建议用大承气汤。这个好理解，临床也常用，就不赘述了。

大承气汤方

大黄四两，酒洗　厚朴半斤，炙，去皮　枳实五枚，炙　芒硝三合

上四味，以水一斗，先煮二物，取五升，去滓，内大黄，煮取二升，去滓，内芒硝，更上火微一二沸。分温再服，得下止服。

（三）虚实夹杂的腹满病

大黄附子汤证

"胁下偏痛，发热，其脉紧弦，此寒也，宜温药下之，宜大黄附子汤"。该方证当属虚实夹杂证，有大黄，说明有腹满、腹痛（偏一侧），按压痛，属实；有附子，少阴药，补体能血气，属虚。附子、细辛也逐寒气，属于温药，配合大黄下之。临床上验证，大黄附子汤不仅仅治疗胁下偏痛，对于身体一侧的疼痛，属于虚实夹杂的，有下解趋势的，都可以获效。

大黄附子汤方

大黄三两　附子三枚，炮　细辛二两

上三味，以水五升，煮取二升，分温三服。若强人煮二升半，分温三服。服后如人行四五里，进一服。

二、寒疝

寒疝是一种以腹部绕脐痛、四肢厥冷、恶寒不欲食且脉弦紧为临床表现的疾病，根据具体的症状反应，选取不同经方治疗。

（一）大乌头煎证

"腹痛，脉弦而紧，弦则卫气不行，即恶寒，紧则不欲食，邪正相抟，即为寒疝，绕脐痛，若发则白汗出，手足厥冷，其脉沉弦者，大乌头煎主之"。这是最典型的寒疝病，腹痛（绕脐痛）、恶寒、四肢厥冷、不欲食，发作的时候出白汗（个人理解：其实应该是痛得汗出，不一定是白色汗液，也可以理解为传抄错误，仲圣条文是"发则自汗出"），这种情况下，就用大乌头煎驱寒止痛。

大乌头煎方

乌头大者五枚，熬，去皮，不呋咀

上以水三升，煮取一升，去滓，内蜜二升，煎令水气尽，取二升。强人服七合，弱人服五合。不瘥，明日更服，不可一日再服。

（二）当归生姜羊肉汤证

"寒疝腹中痛，及胁痛里急者，当归生姜羊肉汤主之"。腹痛同时伴有胁痛，里急是指憋不住大便，这是本身血气虚，再受寒气侵袭，所以用当归、羊肉补血气，生姜五两驱寒。当归治疗腹痛，生姜治疗恶寒，在这里得以验证。

当归生姜羊肉汤方

当归三两　　生姜五两　　羊肉一斤

上三味，以水八升，煮取三升，温服七合，日三服。若寒多者，加生姜成一斤；痛多而呕者，加橘皮二两、白术一两。加生姜者，亦加水五升，煮取三升二合，服之。

（三）抵当乌头桂枝汤证

"寒疝腹中痛，逆冷，手足不仁，若身疼痛，灸、刺、诸药不能治，抵当乌头桂枝汤主之"。这个寒疝病不单有腹中痛、四肢厥冷，还有身疼痛，同时手足麻木，用了针灸及其他汤药无效，就用抵当乌头桂枝汤。这个经方其实就是内含大乌头煎和桂枝汤，大乌头煎治疗腹中痛、四肢厥冷、恶寒，桂枝汤也治疗恶寒，同时治疗外证身疼痛，合在一起多了一个治疗手足不仁的作用，这样大家就方便理解与使用了。

乌头桂枝汤方

乌头

上一味，以蜜二斤，煎减半，去滓，以桂枝汤五合解之，得一升后，初服二合；不知，即取三合；又不知，复加至五合。其知者，如醉状，得吐者，为中病。

（四）《外台》乌头汤证

"治寒疝腹中绞痛，贼风入攻五脏，拘急不得转侧，发作有时，使人阴缩，手足厥逆"。这个寒疝病的症状特点是腹痛、手足厥逆的同时，出现了阴缩：男子睾丸收缩隐藏进腹部了，女性的大小阴唇内卷收缩，这个在临床上会碰到的。时发时休，发作时拘急疼痛不能转侧。所以用川乌五枚驱寒止痛；芍药甘草汤治疗挛急，拘急不得转侧得解；麻黄治疗外证疼痛及畏寒，这里的黄芪是补血气的，针对血虚受寒的病机。

乌头汤方

麻黄　芍药　黄芪各三两　甘草三两，炙　川乌五枚，哎咀，以蜜二升，煎取一升，即出乌头

上五味，哎咀四味，以水三升，煮取一升，去滓，内蜜煎中，更煎之。服七合，不知，尽服之。

（五）《外台》柴胡桂枝汤证

"《外台》柴胡桂枝汤，治心腹卒中痛者"。这个经方治疗的寒疝病，主要的指征是既有腹痛，还有心下痛，同时有肢节烦痛、微恶寒、疼痛的时候有点儿呕吐或干哕。这个病的寒气没有大乌头煎及乌头桂枝汤严重。

《外台》柴胡桂枝汤方

柴胡四两　黄芩　人参　芍药　桂枝　生姜各一两半　甘草一两　半夏二合半　大枣六枚

上九味，以水六升，煮取三升。温服一升，日三服。

（六）《外台》走马汤证

"《外台》走马汤，治中恶心痛腹胀，大便不通"。这个寒疝病是因为寒气结在腹部，大便不通，反而寒气上冲欲吐，胃痛腹痛。用巴豆、杏仁温下，不过我临床没用过，就不多说了。

《外台》走马汤方

巴豆二枚，去皮心，熬　杏仁二枚

上二味，以绵缠，捶令碎，热汤二合，捻取白汁饮之，当下。老小量之。通治飞尸、鬼击病。

另外，赤丸应该也可以治疗寒疝，不过我们在腹满病已经讲了这个经方，抓手就是有晕厥、肢冷，伴腹痛、呕吐、不欲饮，这里就略过。

三、宿食

宿食病分部位、症状及脉象不同而用方，我们简单总结如下。

"寸口脉浮而大，按之反涩，尺中亦微而涩，故知有宿食，大承气汤主之；脉数而滑者，实也，此有宿食，下之愈，宜大承气汤；下利不欲食者，有宿食也，当下之，宜大承气汤。"这种宿食在肠道，用大承气汤下之。

大承气汤方

大黄四两，酒洗　厚朴半斤，炙，去皮　枳实五枚，炙　芒硝三合

上四味，以水一斗，先煮二物，取五升，去滓，内大黄，煮取二升，去滓，内芒硝，更上火微一二沸。分温再服，得下止服。

"宿食在上脘，当吐之，宜瓜蒂散。"宿食在胃里，下法属于误治，应当用吐法，瓜蒂散就可以了。

瓜蒂散方

瓜蒂一枚，熬黄　赤小豆一分，煮

上二味，杵为散，以香豉七合煮取汁，和散一钱匕，温服之。不吐者，少加之，以快吐为度而止。亡血及虚者不可与之。

五脏风寒积聚病脉证并治第十一

本篇看上去不似仲圣原著，而且错简和遗漏较多，如"五脏风寒"部分，脾中寒、肾中寒、肾中风就没有描述，另外除了"心伤者"有描述，肝、脾、肺、肾"所伤"均未描述。不过全篇重点表述了肝着、肾着及脾约证的症状反应及经方，临床使用广泛而高效。

我们先简单学习以一下相关条文，不用为了解释而臆测病机，尽量结合方证药证，随证治之，有助于我们临床合理运用。

一、肺中风、肺中寒、肺死脏

（一）肺中风

"肺中风者，口燥而喘，身运而重，冒而肿胀"。肺中了风邪，津液疏布不均，口腔没有津液，就会口燥，肺失宣降而喘，局部津液壅塞而肿胀、身重，甚至头部困重如戴帽子。临床上越婢加术汤、大青龙汤使用机会较多。

《千金方》越婢加术汤方

麻黄六两　　石膏半斤　　生姜三两　　甘草二两　　白术四两　　大枣十五枚

上六味，以水六升，先煮麻黄，去上沫，内诸药，煮取三升，分温三服。恶风加附子一枚，炮。

大青龙汤方

麻黄六两，去节　　桂枝二两，去皮　　甘草二两，炙　　杏仁四十个，去皮尖　　生姜三两，切　　大枣十二枚　　石膏如鸡子大，碎

上七味，以水九升，先煮麻黄，减二升，去上沫，内诸药，煮取三升，去滓。温服一升，取微似汗。汗多者，温粉粉之。

（二）肺中寒

"肺中寒，吐浊涕"。行文简洁，但是条文提示肺中寒者，吐出来的是浊涕，不是清涕。另外没有说流浊涕，说明是鼻涕不能正常流出，只能鼻倒流即鼻后滴漏，那么一定会鼻塞。这种情况在鼻窦炎兼鼻甲肥大，或肥厚性鼻炎出现就非常贴切了，临床上我们用茯苓杏仁甘草汤、苓甘五味加姜辛半夏杏仁汤机会较多。

茯苓杏仁甘草汤方

茯苓三两　杏仁五十个　甘草一两

上三味，以水一斗，煮取五升。温服一升，日三服。

苓甘五味加姜辛半夏杏仁汤方

茯苓四两　甘草三两　五味子半升　干姜三两　细辛三两　半夏半升　杏仁半升，去皮尖

上七味，以水一斗，煮取三升，去滓。温服半升，日三服。

（三）肺死脏

"肺死脏，浮之虚，按之弱如葱叶，下无根者，死"。这个就是传统的真脏脉，即医生无力回天的死脉。真脏脉是在疾病危重期出现的脉象，是病邪深重、元气衰竭、胃气已败的脉象。脉虚浮而中空，胃气绝，津血均枯竭，所以无根。当然在临床上还是要根据症状反应，努力救治。原则上中医补血气、养津液、益胃气，四逆汤、通脉四逆汤及四逆加人参汤等会有使用机会。

四逆汤方

甘草二两，炙　干姜一两半　附子一枚，生用去皮，破八片

上三味，以水三升，煮取一升二合，去滓，分温再服。

通脉四逆汤方

附子大者一枚，生用　干姜三两，强人可四两　甘草二两，炙

上三味，以水三升，煮取一升二合，去滓，分温再服。

四逆加人参汤方

甘草二两，炙　附子一枚（生，去皮，破八片）　干姜一两半　人参一两

上四味。以水三升。煮取一升二合。去滓。分温再服。

二、肝中风、肝中寒、肝死脏、肝着

（一）肝中风

"肝中风者，头目𥆧，两胁痛，行常伛，令人嗜甘"。肝中风后，头目𥆧动，眼睛跳动，头部抖动，茯苓证明显，胁痛柴胡证，筋脉拘急，行走驼背，血气虚，龙骨、牡蛎补血气，所以柴胡加龙骨牡蛎汤使用机会较多。

柴胡加龙骨牡蛎汤方

柴胡四两　龙骨　黄芩　生姜切　铅丹　人参　桂枝去皮　茯苓各一两半
半夏二合半（洗）　大黄二两　牡蛎一两半（熬）　大枣六枚，擘

上十二味，以水八升，煮取四升，内大黄，切如棋子，更煮一两沸，去滓，温服一升。

（二）肝中寒

"肝中寒者，两臂不举，舌本燥，喜太息，胸中痛，不得转侧，食则吐而汗出也"。筋脉拘急则双臂难举，肝寒血气不行则舌头津血不养而燥，血气不养则太息，胸中痛而难以转侧。"见肝之病而知肝传脾"，所以食则吐，呕吐很难受的，呕吐剧烈就会出汗，这是朴素的观察结果。肝中寒症状繁杂，与临床上的"抑郁症"非常贴切，柴胡加龙骨牡蛎汤同样有机会使用，胸中痛、汗出可以合方栀子豉汤。

栀子豉汤方

栀子十四枚　香豉四合，绵裹

上二味，以水四升，先煮栀子，得二升半，内豉，煮取一升半，去滓。分二服，温进一服，得吐则止。

（三）肝死脏

"肝死脏，浮之弱，按之如索不来，或曲如蛇行者，死"。肝脏的真脏脉来了，肝衰竭了，脉浮取微弱，重按沉取如按绳索不跳动，或者弯曲如蛇行，即脉管中血液不能冲破医生手指按压的阻力而勉强冲向旁边躲过。终其究竟还是血气枯竭的表现，死证脉象，临床需要警惕重视。

（四）肝着

接下来我们仔细学习一下肝着："肝着，其人常欲蹈其胸上，先未苦时，但欲饮热，旋覆花汤主之"。着，就是驻留、停下来的意思，那么肝着就是肝血循行不畅、气滞血瘀的表现，所以会胸痛憋气，捶胸会短暂改善局部血液循环，会舒服一点儿。先未苦时，就是病情没有达到胸闷胸痛，无需捶胸，但是已经有寒凝血滞的信号，喜欢喝烫水，会让人舒服一些，其实这就是"欲发肝着"的前兆，这是倒叙。肝着，仲圣与旋覆花汤治疗。

旋覆花方

旋覆花三两　葱十四茎　新绛少许

上三味，以水三升，煮取一升，顿服之。

临床上我一般用茜草替代新绛，治疗冠心病、心绞痛患者中胸痛喜欢捶胸者，效果非常好。但是患者心痛彻背、不欲饮者，我常常合方瓜蒌薤白半夏汤，救命之时，不忌讳单经方或合方，生命高于一切。另外，旋覆花汤治疗肋间神经炎、肝硬化及肝癌所致胁痛，效果也不错的。

三、心中风、心中寒、心伤者及心死脏、邪哭

我们来看看心中风、心中寒、心伤者及心死脏的阐述。

（一）心中风

"心中风者，翕翕发热，不能起，心中饥，食即呕吐"。心中风会闷热。翕，就是关闭合拢的意思，相当于闷热、蒸热、蒸笼里面的热感。古人认为

风是热邪，所以心中风，会翕翕发热。翕翕发热就是如同关闭在蒸笼里面的闷热感。热邪让胃里感觉很饥饿，但是胃气不降，所以食即呕吐。这种情况大黄甘草汤或干姜黄芩黄连人参汤都有使用机会。

大黄甘草汤方

大黄四两　甘草一两

上二味，以水三升，煮取一升，分温再服。

干姜黄芩黄连人参汤方

干姜　黄芩　黄连　人参各三两

上四味，以水六升，煮取二升，去滓，分温再服。

（二）心中寒

"心中寒者，其人苦病心如啖蒜状，剧者心痛彻背，背痛彻心，譬如蛊注。其脉浮者，自吐乃愈"。心中寒的人，轻者有如吃了大蒜，心中灼烧辛辣感，严重的就会心痛彻背、背痛彻心，有如中蛊一样难受。心中寒一般应该脉沉而紧（寒凝而疼痛），如果其脉浮者，说明邪在上焦，得吐后，则寒邪从口腔呕吐而排出，那么其病乃愈。临床上常见于冠心病、心肌梗死，用乌头赤石脂丸机会较多，与瓜蒌薤白白酒汤、瓜蒌薤白半夏汤鉴别使用。

乌头赤石脂丸方

蜀椒一两，一法二分　乌头一分，炮　附子半两，炮，一法一分　干姜一两，一法一分　赤石脂一两，一法二分

上五味，末之，蜜丸如梧子大。先食服一丸，日三服。不知，稍加服。

（三）心伤者及心死脏

"心伤者，其人劳倦，即头面赤而下重，心中痛而自烦，发热，当脐跳，其脉弦，此为心脏伤所致也"。心伤血耗，阴血不足，体能低下，所以劳倦，虚烦。血属于阴，津液属于阳，正如妇人产后病中所述"所以产妇喜汗出者，亡阴血虚，阳气独盛，故当汗出，阴阳乃复"，阴（血气）阳（津液）不平衡，血气亏虚了，多余的津液就要自动流失而达到平衡，所以发热面赤汗出，

虚劳无力则下肢沉重。这里的脐跳，是血虚津亏的表现，脉管空泛故而脉弦。临床上可能同时伴有失眠不得卧，药证推断可选黄连阿胶汤，黄芩除烦并治疗面赤，阿胶、鸡子黄及芍药养血气，同时芍药可以治疗脐跳，这里的黄连就是心气不定的药证了，可以帮助睡眠。而《伤寒论》把黄连阿胶汤归在少阴病（少阴主血气体能低下），也正好印证了其在"心伤者"中的合理使用。血气得复，劳倦下重自解，无需加身重的黄芪、白术等药证。

黄连阿胶汤方

黄连_{四两}　黄芩_{二两}　芍药_{二两}　鸡子黄_{二枚}　阿胶_{三两（或云三挺）}

上五味，以水六升，先煮三物，取二升，去滓，内胶烊尽，小冷，内鸡子黄，搅令相得，温服七合。日三服

"心死脏，浮之实如丸豆，按之益躁疾者，死"。这是心的真脏脉描述，轻取即可感受到脉硬如丸豆一样，重按脉象更加躁急快速，与心衰将死之脉象一样，这个古代属于死证。西医可能会强心治疗，中医想尽力而为救治的话，需要根据具体症状，随证治之。

（四）邪哭

"邪哭使魂魄不安者，血气少也；血气少者属于心，心气虚者，其人则畏，合目欲眠，梦远行而精神离散，魂魄妄行。阴气衰者为癫，阳气衰者为狂"。血气亏虚造成精神错乱，无缘无故就会想哭，喜欢莫名其妙地悲伤，有如邪鬼作祟一样，就是"邪哭"，这样当然魂魄不安。血气少者属于心，心血少了，其人畏，就是胆子特别小，不敢正常与人接触，喜欢封闭自己。另外就是合目欲眠，闭着眼睛想睡觉，但是睡不着，所以是欲眠，这是血气虚、虚劳的表现。还有就是梦远行而精神离散，魂魄妄行，梦到自己去了很遥远的地方，远行一定很累，就会出现精神离散、魂魄妄行的状态。条文最后一句是血气虚与单纯的津液亏虚临床表现的区别：阴气衰就是血气亏虚，血虚就会出现癫状；而阳气衰就是津液亏耗，表现出的是狂状，就是承气汤证或防己地黄汤、桃核承气汤证，与血虚邪哭轻松区分开来。所以临床上遇到这个疾病的时候，首先就是甘麦大枣汤与之，邪哭喜悲、梦远行迅速解掉，之后可用黄芪建中汤类调补。

甘麦大枣汤方

甘草三两　小麦一升　大枣十枚

上三味，以水六升，煮取三升，温分三服。亦补脾气。

四、脾中风、脾死脏、脾约证

（一）脾中风

"脾中风者，翕翕发热，形如醉人，腹中烦重，皮目瞤瞤而短气"。脾中风邪，就会发热面红，如喝醉酒一样的，醉酒之人也会乏力失稳，甚至恶心欲吐。运化失司，水气泛滥，就会身重，诸多不适定然苦恼。同时津液不均衡，眼目失养瞤动，水气泛滥而短气。根据症状反应，临床上可用桂枝加黄芪汤与之，方中桂枝汤可治翕翕发热、鼻鸣、干呕如醉状，桂枝也治疗短气，芍药甘草汤治疗眼目瞤动，黄芪治疗身重乏力，桂枝加黄芪汤整体方证也治疗水气病的乏力、身重，临床用之良效。

桂枝加黄芪汤方

桂枝　芍药各三两　甘草二两　生姜三两　大枣十二枚　黄芪二两

上六味，以水八升，煮取三升。温服一升，须臾饮热稀粥一升余，以助药力，温服取微汗；若不汗，更取。

（二）脾死脏

"脾之死脏，浮之大坚，按之如覆杯洁洁，状如摇者，死"。这是脾的真脏脉描述。轻取（浮取）感觉脉大而坚硬，不柔和，重按（沉取）按之如空杯状，"覆杯洁洁"就是倒扣的空杯子，意思就是按压空无一物的杯子一样的感觉。状如摇，就是脉搏摇曳不定、节律不规则的感觉，这也是后世医家说的"雀啄脉"。同样的，古代认为这个也是死证脉象，不过我认为还是应该根据患者具体症状，随证治之，补血气提升机能当属首选。

（三）脾约证

"趺阳脉浮而涩，浮则胃气强，涩则小便数，浮涩相搏，大便则坚，其脾为约，麻子仁丸主之"。这个条文我们在《伤寒论》阳明病篇就非常熟悉了，条文中人们最难理解的就是"浮则胃气强，涩则小便数"这句，许叔微《伤寒九十论》引用的条文是"浮则为风，涩则小便数"，我认为非常接近仲圣原意。我们来复习以下《伤寒论》阳明病篇中的179条："问曰：病有太阳阳明，有正阳阳明，有少阳阳明，何谓也？答曰：太阳阳明者，脾约是也，正阳阳明者，胃家实是也；少阳阳明者，发汗利小便已，胃中燥烦实，大便难是也"。正阳阳明者胃家实是也，就是肠道大便堵塞不通；少阳阳明者，是已经发汗，再利小便而津液匮乏，肠道中燥屎干结、大便难；重点来了：太阳阳明者，脾约是也！仲圣把脾约证明确划分为"太阳阳明"，什么是太阳？就是身体大量津液被调动到体表去抗病了，有太阳病的外证，那么"浮则为风"就是最贴切表达太阳阳明（也就是脾约证）的太阳脉象。涩则小便数，是指小便频数而量多，加之前面说的大量津液被调动到体表抗外证去了，双重津液的流失，肯定脉涩啊，"涩为血不足""寸口脉浮微而涩，然当亡血"，涩脉就是津血亏虚的脉象。一边身体调动津液去体表抗病，另一边小便数不停地丢失津液，那么没有津液供脾疏布了，大便当然坚硬啦，这样理解浮涩相搏，就很清楚脾约证（太阳阳明）的机制了。治疗很简单，缓图的麻子仁丸就可以了，另外外证去了，津液回到肠道，加之小便数得解，肠道津液充足了，脾有津液可疏布，大便坚也可解。

麻子仁丸方

麻子仁二升　芍药半斤　枳实一斤　大黄一斤　厚朴一尺　杏仁一升

上六味，末之，炼蜜和丸梧子大。饮服十丸，日三，以知为度。

五、肾着和肾死脏

该篇中关于肾，没有肾中风、肾中寒、肾伤者的描述，只有肾着及肾死脏各一条。

先看肾着条文："肾着之病，其人身体重，腰中冷，如坐水中，形如水状，反不渴，小便自利，饮食如故，病属下焦，身劳汗出，衣里冷湿，久久得之，腰以下冷痛，腹重如带五千钱，甘草干姜茯苓白术汤主之"。

甘草干姜茯苓白术汤方（肾着汤方）

甘草　白术各二两　干姜　茯苓各四两

上四味，以水五升，煮取三升。分温三服，腰中即温。

肾着病，是因为劳累后出汗了，不换衣服，长期着装冷湿的衣物，就会得肾着病。临床症状表现为身体困重，腰部发冷，有如坐在冷水里面一样的感觉。同时腰以下喜欢出汗，身体时常水淋淋的，或者妇人白带清稀量多，形如水状，并且腰以下冷痛。患者还有一个特点，腹重如裹，有如捆着一大串铜钱在腰腹部一样的，所以许多大肚腩的虚胖患者，与肾着有关。因为不渴，饮食正常，所以病不在上焦和中焦，而在下焦，不渴说明津液没有匮乏，所以小便自利。

身体重，白术证。腰以下冷痛，这里是甘草干姜汤的整体方证，肺痿篇明确指出，肺中冷所致不渴、多涎唾、遗尿、小便数等，"甘草干姜汤以温之"。大家都明白甘草干姜汤既可以补充津液"以复其阳"，还可以温煦驱寒。肾着病是下焦水湿所致，所以病从下解，选择茯苓下解。

临床上常用于大肚腩的肥胖病，腰冷痛的腰椎间盘突出症（骨痛脉微者加炮附子），下肢冷、身沉重的白带清稀量多的带下病，小儿或老人尿床，方证药证对应了，效果不错的。

肾的真脏脉如下："肾死脏，浮之坚，按之乱如转丸，益下入尺中者，死"。轻取脉象坚硬不柔和，重按脉象躁急凌乱，有如弹丸一样的乱窜，躁急凌乱的脉超过尺脉部位，这就是死证的脉象，临床医生需要警惕。

六、三焦病

本篇中有非常明显的《内经》理念，我们不去管是不是后世医家添写的内容，大致理解以下条文内容吧。

（一）三焦枯竭

先看三焦枯竭的证治："问曰：三焦竭部，上焦竭善噫，何谓也？师曰：上焦受中焦气，未和，不能消谷，故能噫耳；下焦竭，即遗溺失便。其气不和，不能自禁制，不须治，久则愈"。大意是上焦枯竭，因为肺就在上焦，土生金，肺金要受中焦脾土之气，如果中焦脾胃之气不和，脾胃不能消化水谷精微，那么上焦肺金所受的中焦之气就不是水谷精微之气，而是胃中不消化食物的浊气，肯定就会嗳气。肾就在下焦，主二便，如果下焦肾枯竭了，就控制不住二便，即所谓的不能自禁制，于是就会遗溺失便。仲圣接着说了，这种问题仅仅是由于气不和引起的，是不需要治疗的，隔段时间等身体慢慢恢复了，就自己好了。但是临床上如果患者出现了上述问题来找医生看病，我们还是可以依据脉证，随证治之的。比如上焦枯竭的可能会用到旋覆代赭汤，而下焦枯竭的，甘草干姜汤、人参汤及甘草干姜茯苓白术汤等机会就很多，具体使用时，大家细辨。

旋覆代赭汤方

旋覆花三两　人参二两　生姜五两　代赭石一两　甘草三两，炙　半夏半升（洗）　大枣十二枚，擘

上七味，以水一斗，煮取六升，去滓，再煎取三升，温服一升，日三服。

甘草干姜汤方

甘草四两，炙　干姜二两

上二味，以水三升，煮取一升五合，去滓，分温再服。

人参汤方

人参　甘草　干姜　白术各三两

上四味，以水八升，煮取三升。温服一升，日三服。

甘草干姜茯苓白术汤方

甘草　白术各二两　干姜　茯苓各四两

上四味，以水五升，煮取三升。分温三服，腰中即温。

（二）三焦寒热

再看三焦寒热的病症："师曰：热在上焦者，因咳为肺痿；热在中焦者，则为坚；热在下焦者，则尿血，亦令淋秘不通。大肠有寒者，多鹜溏；有热者，便肠垢。小肠有寒者，其人下重便血；有热者，必痔"。肺痿是津液耗

损、热在上焦的虚弱性疾病，肺痿篇已经详细阐述了。热在中焦，肠道津液匮乏，就会出现阳明病的大便坚。热在下焦，肾和膀胱就会迫血妄行，出现尿血，或者小便淋漓，甚至癃闭不通。大肠有寒，就会有如鸭子一样的大便稀溏，就是"鹜溏"；大肠有热，就会大便臭而黏腻，如污秽垢物。小肠有寒，就会下利下重，津液亏耗完了，就会下血，这个在《伤寒论》306、307条以及《金匮要略·呕吐哕下利病脉证治》篇的桃花汤证可以得见。小肠有热，热瘀互结于肛门附近，必生痔疮，也可能出现赤豆当归散证，这个好理解。

七、积聚、谷气

"问曰：病有积、有聚、有谷气，何谓也？师曰：积者，脏病也，终不移；聚者，腑病也，发作有时，展转痛移，为可治；谷气者，胁下痛，按之则愈，复发为谷气。诸积大法，脉来细而附骨者，乃积也。寸口，积在胸中；微出寸口，积在喉中；关上，积在脐旁；上关上，积在心下；微下关，积在少腹；尺中，积在气冲。脉出左，积在左；脉出右，积在右；脉两出，积在中央。各以其部处之"。积，病重，病在脏，病位固定不移，有如肿块等实性积结，脉细难以触及，有如附骨，病难治；聚，病轻，病在腑，时好时坏，疼痛部位不断变化，没有固定，有如气滞产物，这个好治；谷气，常发胁下痛，按压会好转，又会复发，这个就是脏腑辨证的肝郁脾虚吧。这个条文把积的部位与候脉部位关联起来，值得临床验证。寸口脉沉细，积在胸中食管中下段；脉位出寸口一点儿，积在喉部；关脉上，积在肚脐旁；关脉上一点儿，积在心下胃部；关脉下一点儿，积在少腹部；尺脉沉细，积在气冲穴部位。左边的脉沉细，积就在左侧部位；右脉沉细，积就在右侧部位；两侧都出现沉细的病脉，那么积就在人体的中央部位。

关于积的脉法，还需临床观察验证，重点还是病脉证治，随证治之。根据部位与症状的不同，治疗积病常用到瓜蒌薤白半夏汤、栀子豉汤、大半夏汤、黄连汤、当归芍药散、抵当汤、桃核承气汤、桂枝加大黄汤、大黄䗪虫丸等，据证用方用药。

痰饮咳嗽病脉证并治第十二

该篇主要讲述痰饮和咳嗽，而重点在于痰饮的阐述，咳嗽是作为痰饮病的一个症状反应，穿插在痰饮病中。另外本篇标题的痰饮病，是广义的痰饮，即水饮内停所致的病症统称，而第一条饮病分类的"痰饮"，却是狭义的饮停胃肠的一种。

"问曰：夫饮有四，何谓也？师曰：有痰饮，有悬饮，有溢饮，有支饮。"这条就是饮病的分类：痰饮、悬饮、溢饮和支饮。这里的痰饮，就是狭义的水走肠间的饮病。痰饮的痰，其实是通"淡"字的。《脉经》《千金翼方》中都是写成淡饮，而不是痰饮。《广韵》中说：淡，胸中液也。所谓淡饮，是指水饮淡薄、清稀，不浓稠。凡是水饮内停为病，都称为淡饮。

关于这四类饮病的具体定义，《金匮要略》解释得比较详细。

一、痰饮

"问曰：四饮何以为异？师曰：其人素盛今瘦，水走肠间，沥沥有声，谓之痰饮；饮后水流在胁下，咳吐引痛，谓之悬饮；饮水流行，归于四肢，当汗出而不汗出，身体疼重，谓之溢饮；咳逆倚息，短气不得卧，其形如肿，谓之支饮"。

首先是痰饮（狭义）的患者，"其人素盛今瘦，水走肠间，沥沥有声，谓之痰饮"。本来平时是个身强力壮的人，如今变得消瘦，因为淡薄清稀的水饮停聚在肠间，就出现肠间咕噜咕噜的流水声，这就是狭义的痰饮（淡饮）。痰饮是淡薄清稀水饮停留于肠胃的疾病，水饮在肠道里面，所以能听到肠间有水饮流动的声音。水饮停留肠道，影响了肠道的消化吸收功能，营养不够，所以原本强健的人就会变得消瘦，就是"其人素盛今瘦"的成因。

狭义痰饮的治法，本篇中常用的经方有甘遂半夏汤和己椒苈黄丸。

（一）甘遂半夏汤证

"病者脉伏，其人欲自利，利反快，虽利，心下续坚满，此为留饮欲去故也，甘遂半夏汤主之"。

甘遂半夏汤方

甘遂大者三枚　半夏十二枚（以水一升，煮取半升，去滓）　芍药五枚　甘草如指大一枚（炙）　蜂蜜半升

上四味，以水二升，煮取半升，去滓，以蜜半升，和药汁煎取八合，顿服之。

脉伏是脉沉的极致，主水，饮停肠间，自利，同时应该肠间沥沥有声，所以用甘遂半夏逐饮，半夏同时可以解决腹中雷鸣。

（二）己椒苈黄丸证

"腹满，口舌干燥，此肠间有水气，己椒苈黄丸主之"。己椒苈黄丸是治疗肠间水气非常有效的经方，防己、葶苈子逐饮，大黄通大便、利小便，椒目利水消肿效果很好。我们临床上常用己椒苈黄丸治疗肿瘤患者的腹水非常有效，癌症患者，身体平素强壮，得病之后进行性消瘦，腹腔转移造成腹水，腹大而体瘦，症状反应与狭义的痰饮病也非常吻合。

己椒苈黄丸方

防己　椒目　葶苈熬　大黄各一两

上四味，末之，蜜丸如梧子大。先食饮服一丸，日三服，稍增，口中有津液。渴者，加芒硝半两。

二、悬饮

悬饮就是水饮停留于胁下，好像悬挂在胸胁间的那种状态，所以叫悬饮。"饮后水流在胁下，咳吐引痛，谓之悬饮"。悬饮会让人咳嗽吐痰，咳嗽时有牵拉的疼痛感，与现代疾病的胸膜炎、胸腔积液有相似之处。

十枣汤证

悬饮的经方为十枣汤，"病悬饮者，十枣汤主之"。甘遂、大戟、芫花都是峻下逐水剂，而且甘遂有明确的靶向位置，那就是胸胁部位。如热实结胸的大陷胸汤证，有甘遂在经方里面，配合大黄、芒硝就可以解决大结胸病，而大承气汤没有甘遂，就只能解决阳明病系列症状，而无法治疗大结胸。所以咳吐引痛的悬饮，就用十枣汤。

十枣汤方

芫花熬　甘遂　大戟各等份　大枣肥大者十枚

上三味，捣筛，以水一升五合，先煮肥大枣十枚，取八合，去滓，内药末。强人服一钱匕，羸人服半钱，平旦温服之；不下者，明日更加半钱。得快下后，糜粥自养。

三、溢饮

"饮水流行，归于四肢，当汗出而不汗出，身体疼重，谓之溢饮"。溢饮是指水饮流于四肢，本来可以通过出汗来将水饮排出体外，可应当出汗却出不来汗，那么水饮就停留在四肢，患者就会感觉身体疼痛或者沉重，这就是溢饮。

治疗溢饮有两个经方：大青龙汤和小青龙汤。"病溢饮者，当发其汗，大青龙汤主之，小青龙汤亦主之"。

（一）大青龙汤证

大青龙汤在伤寒论中就明确了使用指征："太阳中风，脉浮紧，发热恶寒，身疼痛，不汗出而烦躁者，大青龙汤主之。若脉微弱，汗出恶风者，不可服之，服之则厥逆，筋惕肉瞤，此为逆也"。水饮在四肢，不出汗，毛孔闭塞，津液冲不出去，所以身疼痛。与溢饮高度契合。大青龙汤的另一个使用指征："伤寒脉浮缓，身不疼，但重，乍有轻时，无少阴证者，大青龙汤发之"。水饮停留四肢，可能没有疼痛，但是"但重"，沉重感强烈，仍然用大青龙汤，这又与溢饮的身体重吻合。

大青龙汤方

麻黄六两，去节　桂枝二两，去皮　甘草二两，炙　杏仁四十个，去皮尖　生姜三两，切　大枣十二枚　石膏如鸡子大，碎

上七味，以水九升，先煮麻黄，减二升，去上沫，内诸药，煮取三升，去滓。温服一升，取微似汗。汗多者，温粉粉之。

（二）小青龙汤证

小青龙汤治疗溢饮，"咳逆倚息不得卧，小青龙汤主之"。说明患者应当有不汗出、身体痛重的同时，常伴有咳逆倚息不得卧、有如支饮的症状，干姜、细辛、五味子治疗咳嗽，另外，患者有不欲饮的半夏药证，这个方便区分。大青龙汤有石膏，烦躁明显，小青龙汤证没有烦躁。

小青龙汤方

麻黄三两，去节　芍药三两　五味子半升　干姜三两　甘草三两，炙　细辛三两
桂枝三两，去皮　半夏半升，洗

上八味，以水一斗，先煮麻黄，减二升，去上沫，内诸药，煮取三升，去滓，温服一升。

四、支饮

虽然支饮的定义只是简单的"咳逆倚息，短气不得卧，其形如肿，谓之支饮"，但是条文里面却详细地阐述了不同部位的支饮症状反应及方药。

（一）木防己汤证、木防己汤去石膏加茯苓芒硝汤证

"膈间支饮，其人喘满，心下痞坚，面色黧黑，其脉沉紧，得之数十日，医吐下之不愈，木防己汤主之。虚者即愈，实者三日复发，复与不愈者，宜木防己汤去石膏加茯苓芒硝汤主之"。部位：饮在膈间；症状：喘满、心下痞坚、面色黧黑；脉象沉紧。这个方证与支饮的定义也很吻合，自然还有咳逆依息、短气不得卧及其形如肿的表现。木防己汤由木防己三两、石膏鸡子大、桂枝二两、人参四两组成，防己逐饮，饮去则喘满、形肿以及水饮造成的面

色黧黑都可以解决，桂枝治疗短气，人参治疗心下痞坚，石膏这里治疗烦躁，喘满短气不得卧的患者肯定会烦躁。这个推断在临床上是得以验证过的。虚者即愈，是水饮停于膈间不坚实的意思，服药就痊愈了。实者，就是饮停膈间很坚实难去，症状改善了，几天又复发了，再喝木防己汤就无效了，那么就需要去石膏，加利小便的茯苓和软坚通便的芒硝，大小便两个通道协助木防己逐饮。

木防己汤方

木防己三两　　石膏十二枚，如鸡子大　　桂枝二两　　人参四两

上四味，以水六升，煮取二升，分温再服。

木防己汤去石膏加茯苓芒硝汤方

木防己　　桂枝各二两　　人参　　茯苓各四两　　芒硝三合

上五味，以水六升，煮取二升，去滓，内芒硝，再微煎。分温再服，微利则愈。

（二）泽泻汤证

"心下有支饮，其人苦冒眩，泽泻汤主之"。泽泻汤由泽泻五两、白术二两组成，泽泻剂量很大，而且该方的服用方法是两服，即一剂药两次就喝完。对于头重、头紧胀（戴冒一样的）而昏眩的水饮病特效。我们临床上治疗内耳眩晕症临床效果显著。对水饮造成的久咳，侧卧加重，伴有口干、头重紧胀症状，泽泻汤往往效如桴鼓。

泽泻汤方

泽泻五两　　白术二两

上二味，以水二升，煮取一升，分温再服。

（三）厚朴大黄汤证

"支饮胸满者，厚朴大黄汤主之"。

厚朴大黄汤方

厚朴一尺　　大黄六两　　枳实四枚

上三味，以水五升，煮取二升，分温再服。

大黄剂量特别大，每服都是三两了，大黄既可以治疗大便难，那么水饮从大便去是一个通道；大黄又治疗小便不利（如茵陈蒿汤的大黄证），同样让水饮从小便去，这是该方逐饮的主药。胸满而胀气，厚朴、枳实除气满。

（四）葶苈大枣泻肺汤证

"支饮，不得息，葶苈大枣泻肺汤主之"。"支饮亦喘而不能卧，加短气，其脉平也"。既然是支饮，前面的条文里说过，支饮会咳逆倚息，短气不得卧，其形如肿，谓之支饮，所以葶苈大枣泻肺汤证描述的"不得息"，就涵盖了咳逆依息不得卧、短气及其形如肿。支饮其实就是水饮停留于胸肺，进而影响心肺功能的一种疾病，症状表现包括了短气、无法平卧、咳嗽气促以及外形浮肿貌。这个在临床上见到太多了，如肺气肿、肺心病、尘肺病，我们使用葶苈大枣泻肺汤几率非常大。支饮阻于胸膈，痰涎壅塞，所以需要用葶苈大枣泻肺汤来逐痰饮，葶苈子逐饮效果明显。

葶苈大枣泻肺汤方

葶苈熬令黄色，捣丸如弹丸大　大枣十二枚

上先以水三升，煮枣取二升，去枣，内葶苈，煮取一升，顿服。

（五）小半夏汤证

"呕家本渴，渴者为欲解，今反不渴，心下有支饮故也，小半夏汤主之"。这条是判断由于支饮造成的呕吐的经方治疗。怎么才能判断这个呕吐支饮引起的，仲圣认为，发生呕吐会丧失大量津液，人就应该会感觉口渴。口渴就说明体内水饮解了，就不会再呕吐了。如果是支饮引起的呕吐，呕吐以后水饮还在，人就不会感觉口渴，呕吐虽然会排除部分水饮，可是仍然有水饮停留在心下，支饮未除，就是说造成呕吐的原因并没有消除，所以患者不会口渴，那么患者就仍然会呕吐，因为体内水饮还在，患者就会继续发生呕吐，这种情况就要用小半夏汤来治疗。半夏治疗不欲饮，其实就是有逐饮的作用。生姜、半夏都止呕，这个药证在《〈伤寒论〉条文药证解读》一书中已经阐述非常清楚了。

小半夏汤方

半夏一升　生姜半斤

上二味，以水七升，煮取一升半，分温再服。

大量逐饮止呕的半夏和止呕的生姜，分两次服用，药简量大，精准靶向。

另外从条文可以看出，口渴是在呕吐病中判断是否痊愈的一个重要指征。如果患者呕吐后口渴，那么这个患者呕吐病就好了，呕吐后不口渴，水饮还在，病是会复发的，必须逐饮。

我临床上常用小半夏汤治疗肿瘤化疗后呕吐、神经性呕吐等，收效甚佳。

（六）小半夏加茯苓汤证

如果患者呕吐伴头昏目眩、心悸，就有茯苓证了，"卒呕吐，心下痞，膈间有水，眩悸者，小半夏加茯苓汤主之"。临床上常用于呕吐伴头昏、心悸者。

小半夏加茯苓汤方

半夏一升　生姜半斤　茯苓三两

上三味，以水七升，煮取一升五合，分温再服。

（七）五苓散证

"假令瘦人，脐下有悸，吐涎沫而癫眩，此水也，五苓散主之"。这里提到了瘦人这个词，我们知道这里的瘦人不是指瘦削的人，而是本篇里所说的"其人素盛今瘦，水走肠间，沥沥有声，谓之痰饮"的瘦人，指有痰饮病的人。就是患者体内有痰饮，出现了脐下有悸、吐涎沫、癫眩。脐下有悸，也就是脐下有悸动感、肉跳的表现，与真武汤的"身𥆧动"差不多，茯苓证。癫眩就是烦躁、癫狂而头昏目眩，头昏是茯苓证，烦躁是猪苓证。吐涎沫这里有两个原因，一个是气上冲，桂枝证；另一个原因是饮停于胃，所以白术把水饮往下拖，桂枝配白术，水饮所致吐涎沫得解，临床常用常效。泽泻可以解渴，这里患者没有描述口渴，应该是条文隐藏症状，另外泽泻配白术，治疗重眩效佳。五苓散治疗水饮所致的眩晕、头痛、失眠等，对症了，效如桴鼓。

五苓散证

泽泻一两一分　猪苓三分，去皮　茯苓三分　白术三分　桂枝二分，去皮

上五味，为末。白饮服方寸匕，日三服，多饮暖水，汗出愈。

（八）《外台》茯苓饮证

五苓散条文下有一个附方"《外台》茯苓饮。治心胸中有停痰宿水，自吐出水后，心胸间虚，气满不能食，消痰气，令能食"。该方对于饮停于胃的厌食、纳差、腹胀，效果非常好。人参、生姜开胃；茯苓、白术把心胸水饮往下拖，解除胃胀；陈皮祛痰行气除满；枳实是一个让胃动力增强的药物，一切下重（如四逆散中下重的方证）均可使用。枳实破气除满，就是增加胃肠动力的体现。

《外台》茯苓饮方

茯苓　人参　白术各三两　枳实二两　橘皮二两半　生姜四两

上六味，水六升，煮取一升八合。分温三服，如人行八九里进之。

（九）苓桂术甘汤证、肾气丸证

"心下有痰饮，胸胁支满，目眩，茯苓桂枝白术甘草汤主之"。明确表达部位是心下，虽然名痰饮，应该不是"水走肠间，沥沥有声，谓之痰饮"的狭义痰饮，而是广义痰饮中的支饮，这个不必过度纠结，重点是茯苓桂枝白术甘草汤（简称"苓桂术甘汤"）可以治疗心下水饮所致的胸胁满胀，头昏目眩，而且可以治疗心下水饮所致的背心冷，"夫心下有留饮，其人背寒冷如手大"就是苓桂术甘汤证。"夫短气有微饮，当从小便去之，茯苓桂枝白术甘草汤主之，肾气丸亦主之"。水饮所致的短气，可用苓桂术甘汤，肾气丸治疗短气另述。

茯苓桂枝白术甘草汤方

茯苓四两　桂枝三两。去皮　白术　甘草各二两（炙）

上四味，以水六升，煮取三升，去滓，分温三服。

肾气丸与苓桂术甘汤都可以治疗短气，都有小便不利。不同的是，肾气

丸证需要有虚劳的表现，如虚劳腰痛，还有口渴、以饮一斗小便一斗的血气虚的表现。这个需要临证鉴别。

肾气丸方

干地黄八两　薯蓣四两　山茱萸四两　泽泻三两　茯苓三两　牡丹皮三两　桂枝　附子炮，各一两

上八味，末之，炼蜜和丸梧子大。酒下十五丸，加至二十五丸，日再服。

五、水在五脏

除了根据水饮不同部位的划分，《金匮要略》简略地提到了"五脏饮邪"，也没有具体给出对应经方，我们就简单地学习一下。

（一）水在心：苓桂术甘汤证、茯苓甘草汤证

"水在心，心下坚筑，短气，恶水不欲饮"。水饮如果停留在心脏，那么就会出现心下痞硬和短气，不欲饮水，估计应该还有心悸。临床上苓桂术甘汤、茯苓甘草汤机会多。

茯苓甘草汤方

茯苓二两　桂枝二两，去皮　甘草一两，炙　生姜三两，切

上四味，以水四升，煮取二升，去滓，分温三服。

（二）水在肺：甘草干姜汤证

"水在肺，吐涎沫，欲饮水"。这个就是肺中冷的表现了，"病痰饮者，当以温药和之"。甘草干姜汤证明显。

甘草干姜汤方

甘草四两，炙　干姜二两，炮

上㕮咀，以水三升，煮取一升五合，去滓，分温再服。

（三）水在脾：真武汤证

"水在脾，少气身重"。这个真武汤机会多。疲乏、身重临床上发现水饮所致的多见。

真武汤方

茯苓　芍药　生姜各三两（切）　白术二两　附子一枚（炮，去皮，破八片）

上五味，以水八升，煮取三升，去滓，温服七合，日三服。若咳者，加五味子半升、细辛一两、干姜一两。若小便利者，去茯苓。若下利者，去芍药，加干姜二两。若呕者，去附子，加生姜。

（四）水在肝：柴胡桂枝干姜汤证

"水在肝，胁下支满，嚏而痛"。胁下满，打喷嚏就会胸胁痛，柴胡、牡蛎治疗胁下满，甘草干姜汤"温药和之"，所以柴胡桂枝干姜汤证多见。

柴胡桂枝干姜汤方

柴胡半斤　桂枝三两，去皮　干姜二两　栝楼根四两　黄芩三两　牡蛎三两，熬　甘草二两，炙

上七味，以水一斗二升，煮取六升，去滓，再煎取三升。温服一升，日三服。初服微烦，复服汗出便愈。

（五）水在肾：真武汤证、苓桂术甘汤证

"水在肾，心下悸"。这里的心悸，是水饮所致的心悸，对应茯苓证。所以临床根据具体症状，真武汤、苓桂术甘汤等，随证治之。

水在五脏可能是后世医家所添加，与仲圣病脉证治的总体描述风格有不小的区别，我们了解一下就可以了，临床上还是要根据患者具体的症状反应而随证治之。

六、咳嗽

（一）十枣汤证

十枣汤："咳家，其脉弦，为有水，十枣汤主之"。悬饮病里面就用到了十枣汤，这里补充了"咳家"二字，提示长期咳嗽，不是外感咳嗽；脉弦有水，表示咳嗽与水饮有关，所以用甘遂、大戟、芫花峻下逐水，从根源上治疗久咳。

"夫有支饮家，咳烦，胸中痛者，不卒死，至一百日或一岁，宜十枣汤"。这个胸痛，是水饮所致的胸痛，"脉沉而弦者，悬饮内痛"就作了阐述。咳嗽厉害以至于烦躁，咳逆依息不得卧，也是水饮所致。胸痛烦咳即使没有死掉，如果处理不当，也会迁延不愈，这时候仲圣建议用十枣汤逐饮祛邪，否则拖三个月或一年，也不是不可能。

水饮所致的咳家，预后如下："久咳数岁，其脉弱者，可治；实大数者，死。其脉虚者，必苦冒，其人本有支饮在胸中故也，治属饮家"。久咳必虚劳，脉弱是正常现象，脉证相符，可治；脉实大数，表示饮邪尤盛，而久病体虚，必死无疑。脉虚者，除了咳嗽，应该会致冒，即头重如戴帽，头紧如箍，这是支饮在胸中之故，逐饮就可以了。

（二）小青龙汤证、小青龙汤变证

"咳逆倚息不得卧，小青龙汤主之"。我们在溢饮病就学习小青龙汤，这条强调的是水饮造成的咳嗽证治。我们先来看看药物组成：

麻黄（去节） 芍药 细辛 干姜 甘草（炙） 桂枝（去皮）各三两 五味子半升 半夏（洗）半升

上八味，以水一升，先煮麻黄，减二升，去上沫；内诸药，取三升，去滓，温服一升。若渴者，去半夏，加栝楼根三两；若微利者，去麻黄，加芫花（如一鸡子，熬令赤色）；若噎者，去麻黄，加附子一枚（炮）；若小便不利、少腹满者，去麻黄，加茯苓四两；若喘者，去麻黄，加杏仁半升（去皮尖）。

加减法忽略过去，水饮所致咳嗽，细辛、半夏逐饮；病痰饮者，甘草干姜汤"温药和之"；干姜、细辛、五味子组合是止咳药证；麻黄证，当有咳喘、头痛身痛或鼻塞鼻炎；桂枝防止麻黄造成心悸的同时，也可治疗外证头痛；芍药、甘草治挛急，咳逆依息不得卧当有挛急咳嗽。所以，"外寒里饮"解释得很恰当的，临床上对水饮咳嗽有很好治疗作用的同时，对符合方证的过敏性鼻炎、支气管哮喘、肺气肿等，效果也不错。

接下来是服用小青龙汤后的变化证治。

1. 桂苓五味甘草汤证

桂苓五味甘草汤："青龙汤下已，多唾口燥，寸脉沉，尺脉微，手足厥逆，气从小腹上冲胸咽，手足痹，其面翕热如醉状，因复下流阴股，小便难，时复冒者，与桂苓五味甘草汤，治其气冲"。服用小青龙汤后，逐饮又发汗（大小青龙汤都发汗，"病溢饮者，当发其汗，大青龙汤主之，小青龙汤亦主之"），水饮去了，咳逆依息不得卧好转，但是人体的津液血气也受到损伤，寸脉沉，尺脉微，就是津液匮乏了，血气也少了，所以口燥，多唾就是津液亏损炼液为痰的表现。津液血气不达四末，所以手足厥逆，手足痹。气上冲，面如醉状，头昏如戴帽，津液不足，自然没有小便了，所以小便难。治疗上针对津液匮乏，不能再用汗解了，需要下解模式，即茯苓解。气上冲对应桂枝证；面红如醉对应五味子证；头昏、小便难对应茯苓证；炙甘草三两分三服，每服一两，明显有顾护津液、防止流失的作用；整体方证治疗气上冲胸咽、面色如醉且头昏、小便难的服用小青龙汤后变证。临床上常用于支气管炎、肺气肿的气逆咳嗽见面红耳赤者，也用于围绝经期综合征的汗出面赤，面部毛细血管扩张。

桂苓五味甘草汤方

茯苓四两　桂枝四两，去皮　甘草三两，炙　五味子半升
上四味，以水八升，煮取三升，去滓，分温三服。

2. 苓甘五味姜辛汤证

苓甘五味姜辛汤："冲气即低，而反更咳，胸满者，用桂苓五味甘草汤去桂加干姜、细辛，以治其咳满"。这个应该是服用桂苓五味甘草汤后，气上冲好了，所以去掉治气上冲的桂枝，咳嗽加重，用干姜、细辛、五味子这个治

疗咳嗽的经典组合。茯苓也治疗咳嗽，下解模式的代表药物之一。苓甘五味姜辛汤治疗久咳如神，需要掌握下解模式才有良效，津液相对匮乏，症见头昏、小便不利、痰液黏稠，常伴咽中干或四肢逆冷，临床使用频率较高。

苓甘五味姜辛汤方

茯苓四两　甘草　干姜　细辛各三两　五味子半升

上五味，以水八升，煮取三升，去滓。温服半升，日三服。

3.桂苓五味甘草去桂加干姜细辛半夏汤证

桂苓五味甘草去桂加干姜细辛半夏汤（苓甘五味姜辛夏汤）："咳满即止，而更复渴，冲气复发者，以细辛、干姜为热药也，服之当遂渴。而渴反止者，为支饮也。支饮者，法当冒，冒者必呕，呕者复内半夏，以去其水"。简单地说，用了温药和之，水饮当去，就应该口渴。结果又不渴了，反而干呕（没有吐，条文描述不是呕吐），就要在苓甘五味姜辛汤基础上加半夏逐饮止呕，这个好理解，如果气上冲复发，还得先用桂苓五味甘草汤，这点需要注意。临床上苓甘五味姜辛夏汤常用于支气管炎、肺气肿咳嗽干呕者。

桂苓五味甘草去桂加干姜细辛半夏汤方

茯苓四两　甘草　细辛　干姜各二两　五味子　半夏各半升

上六味，以水八升，煮取三升，去滓。温服半升，日三服。

4.苓甘五味加姜辛半夏杏仁汤证

苓甘五味加姜辛半夏杏仁汤："水去呕止，其人形肿者，加杏仁主之。其证应内麻黄，以其人遂痹故不内之。若逆而内之者必厥，所以然者，以其人血虚，麻黄发其阳故也"。患者服了苓甘五味姜辛夏汤之后，呕止，这是胃中水饮祛除了的表现，可是患者又有了形肿。本来肿应该用麻黄，但是患者津液血气不足出现手足痹，津血虚不能发汗，麻黄损伤"阳"，即损伤津液，用了麻黄就会厥逆，所以加杏仁。苓甘五味加姜辛半夏杏仁汤常用于慢性支气管炎、肺气肿、肺心病，咳嗽干呕兼见肿状者。

苓甘五味加姜辛半夏杏仁汤方

茯苓四两　甘草三两　五味子半升　干姜三两　细辛三两　半夏半升　杏仁半

升，去皮尖

上七味，以水一斗，煮取三升，去滓。温服半升，日三服。

5. 苓甘五味加姜辛半杏大黄汤

苓甘五味加姜辛半杏大黄汤："若面热如醉，此为胃热上冲，熏其面，加大黄以利之"。要重点说一下的是，本篇中两次提到"面热如醉"，桂苓五味甘草汤的条文"青龙汤下已，多唾口燥，寸脉沉，尺脉微，手足厥逆，气从小腹上冲胸咽，手足痹，其面翕热如醉状，因复下流阴股，小便难，时复冒者，与桂苓五味甘草汤，治其气冲"是因为气上冲胸咽，所以面翕热如醉状，而苓甘五味加姜辛半杏大黄汤证的面热如醉，是肠道津液匮乏、燥屎内结造成的"胃（肠道）热上冲，熏其面"，大便难对应大黄证，就可以解决苓甘五味加姜辛半夏杏仁汤症见面热如醉者。所以临床上慢性支气管炎、肺气肿、肺心病咳嗽、干呕、形肿兼见面红耳赤者多用该方。

苓甘五味加姜辛半杏大黄汤方

茯苓四两　甘草三两　五味子半升　干姜三两　细辛三两　半夏半升　杏仁半升
大黄三两

上八味，以水一斗，煮取三升，去滓。温服半升，日三服。

消渴小便不利淋病脉证并治第十三

首先需要指出几个概念，这里的消渴是指口渴而水分保持不住，就是总是感觉口渴，喝水多，但喝下去的水往往身体又存留不住，直接从小便排出去了，这与部分糖尿病患者症状相似，但不能等同，因为现在许多糖尿病患者根本就不口渴；小便不利，也有版本是"小便利"，其实小便利或小便不利，都是指小便与正常状态不一样。小便过多、小便数，属于非正常状态；小便少、小便急或小便不畅、小便黄，也是非正常状态。当然，"小便不利"作为疾病的状态表达，的确比"小便利"作为小便非正常状态的表达更让人接受一些，所以，后来的书籍就直接写成小便不利了。小便不利作为一个症状见于很多疾病，本篇中消渴与淋病也涵盖了小便不利；淋病，是以小便淋沥涩痛为主要症状表现的疾病，临床上的石淋、血淋、膏淋、气淋、劳淋等都涵盖其中。这个淋病与西医学淋病双球菌引起的淋病不是一个概念，相信大家能够轻易区分。

本篇消渴、小便不利与淋病，内容上相互关联交集，症状彼此交织，不能单纯割裂拆解，我们可以根据方证药证掌握运用指征，便于临床运用。这里根据条文主要表达的症状，做一个简单归类，方便条文学习，但不能精准地作为消渴病、小便不利病和淋病的冠名分类。

一、消渴

（一）乌梅丸证

"厥阴之为病，消渴，气上冲心，心中疼热，饥而不欲食，食即吐，下之不肯止"。这一条与《伤寒论》中厥阴病篇的第326条非常类似。《伤寒论》厥阴病篇第326条："厥阴之为病，消渴，气上撞心，心中疼热，饥而不欲食，食则吐蛔，下之利不止"。条文内容基本一样，所以许多医家认为这是错简，《医宗金鉴》直接说："按此条是伤寒论厥阴经正病，与杂病消渴之义不同，必是错简"。《医门法律》也说："消渴之患，《内经》有其论无其治，《金匮》有论有治矣。而集书者，采《伤寒论》厥阴经消渴之文凑入。后人不能决择。斯亦不适于彤也。盖伤寒传经热邪至厥阴而尽，热势入深，故渴而消水。及热解则不渴，且不消矣，岂杂证积渐为患之比乎"？我们可以抛开这个冠名定义，只需要知道，临床上患者主诉是烦渴引饮，而且喝水后津液丢失很快，不能保持住水分，我们就按照《金匮要略》杂病"消渴"来治疗，只要解决了患者的消渴，就是正确的病脉证治。那么该条的消渴病，口渴对应乌梅证（一个症状对应多个条文药证，结合整体方证推断，这里就不赘述），气上冲对应桂枝证，心中疼（也可以是心下痛）对应黄连证，饥不欲食的饥饿对应黄连证，不欲食对应人参证，所以临床上大概率选用乌梅丸，的确效果很好。

乌梅丸方

乌梅三百个　细辛六两　干姜十两　黄连一斤　当归四两　附子六两,炮　川

椒四两,去汗　桂枝六两　人参六两　黄柏六两

上十味，异捣筛，合治之，以苦酒渍乌梅一宿，去核，蒸之五升米下，
饭熟，捣成泥，和药令相得，内臼中，与蜜杵二千下，丸如梧子大。先食，
饮服十九，三服，稍加至二十九。禁生冷滑臭等食。

（二）小建中汤证

"寸口脉浮而迟，浮即为虚，迟即为劳，虚则卫气不足，劳则荣气竭。趺
阳脉浮而数，浮即为气，数即消谷而大坚，气盛则溲数，溲数即坚，坚数相
抟，即为消渴"。这条是讲述消渴的成因，分为两个部分论述。寸口脉浮，是
指浮弱，属于津液匮乏的脉象。寸口脉迟，本来脉迟多主寒，但是血气虚也
可以脉搏跳动缓慢，所以寸口脉浮而迟，就是虚劳的脉象，津液（卫气）与
血气（荣气）都亏虚了，就是消渴病的成因之一。虚劳病咽干口燥是常态，
出现消渴也就很正常了。后半段的趺阳脉浮而数，我认为应该是"趺阳脉浮
而涩"更好，因为《伤寒论》阳明病篇第 247 条："趺阳脉浮而涩，浮则胃气
强，涩则小便数。浮涩相抟，大便则硬，其脾为约，麻子仁丸主之"。趺阳脉
浮，是多汗；趺阳脉涩，才是小便数，津液的另一种流失方式！

《金匮要略·中风历节病脉证并治第五》篇中"趺阳脉浮而滑，滑则谷
气实，浮则汗自出"也明确指出，趺阳脉浮是汗自出的脉象。趺阳脉数会消
谷善饥、大便坚，这个是可以肯定的，本篇中第 8 条也做出了论述："趺阳脉
数，胃中有热，即消谷引食，大便必坚，小便即数"。所以后半段告诉大家，
消谷善饥、大便坚，加之小便数，流失津液，就会消渴，这是消渴病的第二
个成因。那么本条阐述的消渴病成因总结起来就是津血亏虚与阳明消谷、大
便坚，同时小便数、流失津液。根据这些成因，本条可以使用小建中汤作为
基础方进行治疗，消渴、大便干都能够得到解决，加大炙甘草剂量，小便数
也可得解。有医家解读这条是上消和中消的成因，我们不予置评，因为后面
的白虎加人参汤有具体的方证论述。

小建中汤方

桂枝三两,去皮　甘草三两,炙　大枣十二枚　芍药六两　生姜二两　胶饴一升

上六味,以水七升,煮取三升,去滓,内胶饴,更上微火消解。温服一升,日三服。呕家,不可用小建中汤,以甜故也。

(三) 肾气丸证

"男子消渴,小便反多,以饮一斗,小便一斗,肾气丸主之"。这一条许多医家解释为"下消",认为是肾阳虚引起的,我不置可否,因为所谓的肾阳虚使用的温阳经方太多了。我们抛开虚浮的理论,从症状反应和药证方证入手,可能更加方便临床使用。

肾气丸方

干地黄八两　山药　山茱萸各四两　泽泻　牡丹皮　茯苓各三两　桂枝　附子(炮)各一两

上八味,末之,炼蜜和丸梧桐子大,酒下十五丸,加至二十丸,日再服。

首先该方补血气的药物很多,地黄、山药、山茱萸都是补血气的,所以肾气丸也归在《金匮要略·血痹虚劳病脉证并治第六》篇中,"虚劳腰痛,少腹拘急,小便不利者,八味肾气丸主之"。而前面我们已经学习了,消渴病的成因之一就是津血亏虚的虚劳,"寸口脉浮而迟,浮即为虚,迟即为劳,虚则卫气不足,劳则荣气竭"嘛!所以,仲圣该条直接选用肾气丸治疗消渴病。这里我特别给大家分享一下地黄证,就是饮一溲一的症状,地黄效果极佳。我曾经给一个血小板增多症患者治疗,该女士喝完水就马上小便,喝多少尿多少,所以我在桂枝茯苓丸基础上加地黄,两三天饮一溲一就消除了,这不单是理论药证,而是经常临床验证的实战药证。该方的泽泻,就治疗消渴,五苓散、茯苓泽泻汤以及猪苓汤等,都有口渴的症状,都有泽泻。腰痛对应附子证,头昏、小便黄对应茯苓证,唇裂对应丹皮证等,这里就不重复占用篇幅了。

(四) 文蛤散证

"渴欲饮水不止者,文蛤散主之"。

文蛤散方

文蛤五两

上一味，杵为散，以沸汤五合，和服方寸匕。

文蛤止渴生津，津血亏虚，内热炽盛，饮不解渴，文蛤散良效，所以有的糖尿病患者口渴不止，服用其他经方不效者，往往服用文蛤散神奇得解。

（五）白虎加人参汤证

"渴欲饮水，口干舌燥者，白虎加人参汤主之"。这是治疗津液亏耗的消渴病最好的一个经方，临床验证无数。口渴对应石膏证，人参也可以止渴生津，《〈伤寒论〉条文药证解读》我们已经详解。舌燥对应知母证，粳米补充阳明津液，这里补充说明以下，石膏不单可以止渴，对于阳明汗出效果也非常好。麻杏甘石汤、越婢加术汤的汗出，即使有麻黄的存在，因为有石膏，汗出都可以得解，这是题外话了，不多赘述。

白虎加人参汤方

知母六两　　石膏一斤，碎　　甘草二两　　粳米六合　　人参三两

上五味，以水一斗，煮米熟汤成，去滓。温服一升，日三服。

二、小便不利、淋病

（一）五苓散证

小便不利与淋病症状交织，不能简单割裂分类，所以我们一起学习掌握其临床使用要点。

"脉浮，小便不利，微热消渴者，宜利小便、发汗，五苓散主之"。

"渴欲饮水，水入则吐者，名曰水逆，五苓散主之"。

这两条都有口渴，但是我们不能把它归在"消渴病"范畴。因为五苓散证显然是体内有停水所造成的，小便不利，与消渴病成因的其中之一"小便数"完全相反，所以体内有水饮，仲圣用茯苓、白术利小便排出水饮。脉浮是有表证的脉象，治疗"宜利小便、发汗"，发汗就是解表，所以该条既有表证，且还有水饮不能排出（因为小便不利），就用白术把水饮往下拖，再用茯

苓利小便。这里的口渴对应泽泻证。微热，指微汗出，对应桂枝证。

"渴欲饮水，水入则吐"，这是与消渴津液亏耗的显著区别！仲圣对这种"渴欲饮水却水入则吐"的情况称之为"水逆"，其实这条更加证明，白术可以把停于胃的水饮往下拖，然后喝水就不会吐了，茯苓泽泻汤也可以治疗胃反，对水入则吐效果一样很好。

这两条其实都有心烦的隐藏症状，即猪苓证。且不说《伤寒论》中五苓散证有71条的"烦躁不得眠"，74条的"六七日不解而烦"，就设身处地想一下就知道，口渴欲饮水，但是水入则吐，就会让人觉得很烦！

五苓散方

泽泻一两一分　猪苓三分，去皮　茯苓三分　白术三分　桂枝二分，去皮
上五味，为末。白饮服方寸匕，日三服，多饮暖水，汗出愈。

（二）栝楼瞿麦丸证

"淋之为病，小便如粟状，小腹弦急，痛引脐中"。这条就是给淋病下定义了：小便如粟状，意思是小便淋沥疼痛且排出如小米一样的"粟状"之物，与泌尿道结石很像，少腹弦急，可能是输尿管结石引起腹痛拒按、痛引脐中、放射性疼痛的表现。这就是淋病，当然这个不是现在的淋病双球菌的淋病。

接着，仲圣就特别强调了淋病的治疗禁忌："淋家不可发汗，发汗则必便血"！仲圣没有做出解释，不过我们知道，淋病患者本来就小便淋沥不畅、尿道刺痛，存在严重津液不足的状态。津液匮乏再发汗的话，就会更加耗伤津液，当津液被耗伤殆尽，就会出现津液不足血来补的情况，就会出现尿血，与桃花汤证的"小便不利，下利不止，便脓血"一样的道理，津液尽，必便血。

"小便不利者，有水气，其人若渴，用栝楼瞿麦丸主之"。这条是小便不利，同时口渴的经方治疗。

栝楼瞿麦丸方

栝楼根二两　茯苓　山药各三两　附子一枚（炮）　瞿麦一两
上五味，末之，炼蜜丸，梧子大，饮服三丸，日三服；不知，增至七八丸，以小便利、腹中温为知。

口渴对应栝楼根证，小便不利对应茯苓、瞿麦证，山药补血气、养津液，

该方的后面附注"以小便利、腹中温为知",说明患者本来有血虚腹冷。而附子,我认为,该药不单可以治疗骨痛、四肢拘急、下利清谷,其实附子也是补血气、提振机能的要药。少阴病,少血气,附子补阴血。《伤寒论》《金匮要略》里面很多阴、阳概念,都是津液与血气的意思,我们在后面的妇人产后病篇会详细阐述。全方治疗小便不利见口渴、虚弱、体能低下者。

(三)蒲灰散证、滑石白鱼散证、茯苓戎盐汤证

"小便不利,蒲灰散主之,滑石白鱼散、茯苓戎盐汤并主之"。这条就简单的一个小便不利描述,却给出三个经方,我们只有通过药证来掌握使用抓手。

1. 蒲灰散证

蒲灰散方

蒲灰七分　　滑石三分

上二味,杵为散,饮服方寸匕,日三服。

蒲灰到底是哪味药,历代注家有 5 种观点:

(1)曹颖甫认为蒲灰,就是溪涧中的大味菖蒲,即草蒲灰,味咸能降。

(2)清代尤在泾认为是香蒲灰,香蒲能去湿热,利小便,合滑石是清利小便的正法。

(3)陆渊雷认为应该是箬叶烧的灰,即蒲箬灰。

(4)徐彬认为蒲灰就是蒲席灰。

(5)另外,倪海厦医生的经验是蒲黄配合五灵脂,治产后腹痛、产后血晕、不省人事,还能治妇人痛经,单用炒黑,止一切出血均有效。

我们读大学的时候,学习的教材里说蒲灰就是生蒲黄,即蒲黄灰。

而仲圣用到蒲灰的方剂只有这一张,我们无法通过其他的经方加以佐证,就只有采用大学教材里的说法,用蒲黄,那么临床上蒲灰就是蒲黄了。

蒲黄就是蒲花之花粉,《神农本草经》说它味甘平,主心腹膀胱寒热,利小便,止血消瘀血,久服轻身,益气力,延年神仙。蒲黄为凉血、活血、散结、除热要药。生用能消瘀通经,治疗跌打损伤;炒黑用于止血止崩,止带止遗。

所以综上所述，蒲灰止血是确定的，那么这个小便不利应该有便血或小便出血。

滑石，利小便，也治疗尿痛，如猪苓汤证。

所以，蒲灰散可以用于尿血、尿痛的小便不利，这就是条文的隐藏症状。

另外在水气病篇，明确提到"厥而皮水者，蒲灰散主之"，所以，患者应该四肢肿，手足冷，那么，临床上蒲灰散就可以用于泌尿系统感染，症见尿急、尿痛、尿血兼见手足冷而肿大的患者。

2. 滑石鱼白散证

滑石白鱼散方

滑石二分　　乱发二分（烧）　　白鱼二分

上三味，杵为散，饮服方寸匕，日三服。

这个经方里两味药都是不常用的药。乱发（烧），就是人的头发经过煅烧后的炭化物，现称之为血余炭。中医认为"发为血之余"，即认为头发是由血化生的，所以阴血不足往往就会造成头发问题，如白发、脱发，中医也往往采用补血气、利水湿的方法来治疗脱发、白发，比如当归芍药散等。血余炭是把人的头发洗漂干净、晒干后，煅烧成炭，就成了血余炭。当然，血余炭是后世名称，仲圣称为人发。《神农本草经》说它味苦温，主五癃，关格不通。利小便水道。疗小儿痫，大人痉，仍自还神化。人发主益阴泄热，治小便不利，五癃、关格，小儿惊痫，血闷血晕，去瘀血，止好血。朱丹溪认为乱发能消瘀血止血，补阴甚捷。而《名医别录》说，乱发合鸡子黄煎之消积水，疗小儿惊热百病。综上所述，人发炭应该可以化瘀止血。

而白鱼不单是不常用，还是一个不能确定的药物，主流观点认为白鱼是指旧时的线装书，或者是旧衣服里钻出来的小虫。这一个观点的依据来自《尔雅》"衣书中虫"，这种虫刚长出来的时候是黄色的，长大以后身上就会有一层白粉，所以叫白鱼，又叫蠹书鱼。胡希恕先生等则认为白鱼是白鲤鱼，因为鲤鱼是可以祛水利尿的。我就取主流观点，认定白鱼就是书中长的蠹虫吧，也是化瘀作用。

滑石我们上面就说了，利小便，也治疗尿痛，那么滑石白鱼散就应该也是用于小便不利见尿血、尿痛，与蒲灰散功用相似，不过白鱼难找，我是没有用过，有待大家验证。

3. 茯苓戎盐汤证

茯苓戎盐汤方

茯苓半斤　白术二两　戎盐（弹丸大）一枚

上三味，先将茯苓、白术，以水五升，煮取三升，入戎盐再煎，分温三服。

茯苓利小便，白术把津液往下拖，帮助利小便或治疗大便坚（去桂加白术汤中可见），而戎盐，又叫青盐，是指产自青海的盐，强调产地是为了区别于海盐。内陆的盐也是井盐，就是卤化物类矿物质石盐的结晶，而海盐是海水提纯而生产出来的，所以，中医认为这两者是有区别的。倪海厦先生认为青盐有治疗肾结石的作用，而海盐则没有这个作用，据他说，统计表明，东南沿海的人多发肾结石而无胆结石，而青海等内陆的人多发胆结石，而很少肾结石，因为吃井盐可以化肾结石。当然这只是部分医家的观点，需要更多的临床验证。

不过茯苓戎盐汤中有白术二两，可以治疗肿和重，临床上小便不利、小便卡顿伴乏力腿软的患者，用之效佳。

4. 猪苓汤证

"脉浮发热，渴欲饮水，小便不利者，猪苓汤主之"。猪苓汤临床使用频率就很高了，不单是渴欲饮水、小便不利，根据药证及其他章节条文的方证可知，该方的使用指征还需要补充。

猪苓汤方

猪苓（去黑皮）　茯苓　泽泻　阿胶　滑石（碎，各一两）

上五味，以水四升，先煮四味，取二升，去滓，内胶烊消，温服七合，日三服。

口渴对应泽泻证，小便不利对应茯苓证，烦躁对应猪苓证，尿痛对应滑石证，尿血对应阿胶证。通过药证及《伤寒论》《金匮要略》其他条文可知，本方治疗小便不利见尿痛、尿血、口渴、心烦不得眠者，临床上泌尿系统感染的尿血、尿痛使用机会非常多。

水气病脉证并治第十四

水气病与痰饮病都与水有关，但是痰饮病外观上看不到凹陷性水肿的表现，水走肠间、饮停心下等，即使内有腹水胸水，也不会按之凹陷，就连溢饮的饮水流行，归于四肢，也只是身体疼重，而没有水肿出现。而水气病有一个显著特征，那就是水肿，也就是说，水气病其实就是水肿病，不管是风水、里水、皮水等，包括黄汗病都有"四肢头面肿，久不愈，必致痈脓""身体肿，发热汗出而渴，状如风水……"的水肿表现，这个可以作为我们区别痰饮病与水气病的直接简便方法之一，当然还有具体的方证鉴别，后面会逐一学习。

一、水气病分类

"师曰：病有风水、有皮水、有正水、有石水、有黄汗。风水，其脉自浮，外证骨节疼痛，恶风；皮水，其脉亦浮，外证胕肿，按之没指，不恶风，其腹如鼓，不渴，当发其汗；正水，其脉沉迟，外证自喘；石水，其脉自沉，外证腹满不喘；黄汗，其脉沉迟，身发热，胸满，四肢头面肿，久不愈，必致痈脓"。

仲圣把水气病分为五类：风水、皮水、正水、石水及黄汗，详细描述了对应的脉证。风水脉浮，外证有骨节疼痛，且恶风，这是典型的有表证；皮水，脉也是浮的，说明水邪还是在表，但是没有骨节疼痛和恶风的症状，而是胕肿，胕就是肤的意思，胕肿就是皮肤浮肿，按之没指，就是手指按压皮肤就会凹陷下去，掩埋住手指那么严重，而且皮肤凹陷不能很快浮起来。另外还有其腹如鼓，这就不仅仅是皮肤的浮肿了，而且肚子也胀大了。而且还不渴，特意强调津液充足，所以治疗原则就是发汗。这是因为病在表，可以用汗法把水邪排出体外，不必用利小便的方法来排水邪。正水，水停于里了，所以患者的脉象就不是浮脉了，而是脉沉迟，脉沉表示病在里，迟脉是有寒的表现。患者的外证表现是喘，表示正水的水邪可能犯肺，影响到肺功能而出现喘，同时应该有小便不利的症状。石水，同样出现了邪在里的沉脉，但是水邪于腹部，不在肺，所以不会出现喘，而是出现腹满症状。黄汗病，脉象与正水、石水一样都是沉迟的，病在里且有寒，但患者的症状表现没有喘，又没有腹满，却是身体发热、胸满、四肢头面肿，如果黄汗病久久不愈，就可能生疮痈肿化脓。

二、风水、皮水、黄汗及肺胀辨治纲要

"脉浮而洪，浮则为风，洪则为气。风气相搏，风强则为瘾疹，身体为痒，痒为泄风，久为痂癞；气强则为水，难以俯仰。风气相击，身体洪肿，汗出乃愈。恶风则虚，此为风水；不恶风者，小便通利，上焦有寒，其口多涎，此为黄汗"。

这条是论述风水的成因及与黄汗病的鉴别。脉浮，表明风邪在表；脉洪则表明津液充足，气，卫气，津液足。外感风邪时，古人认为风为热邪，热邪与充足的津液胶着，就会在皮肤上出现瘾疹，即肌肤出现风疹块，身体为痒，身体痒就是身体想汗解排邪的信号表现，所以仲圣称为"痒为泄风"。如果瘙痒不止，那么人们就会去抓挠，可能就会挠破皮肤，最后结痂遍及全身，如同结痂的癞状。如果气强，就是津液太多而毛孔闭塞而不能排出体外，就形成水肿，水肿了当然会导致行动不灵活，难以俯仰。风气相击，就是风邪热邪与津液胶着，就会身体洪肿，出现了水肿现象。出现这种情况，仲景给的治法就是打开毛孔，汗解而愈。因为脉浮，病还在表，属于风水，因此通过发汗汗解的模式来治疗。这里仲圣特别提到"恶风则虚，此为风水"，意思是：这是风邪致病，病在表，有外证恶风，才是风水，也就是说，恶风也是风水病的重要指征之一。紧跟着仲圣把不恶风且小便通利、多涎唾的黄汗病在这里做了一个简单明了的区分。

"寸口脉沉滑者，中有水气，面目肿大，有热，名曰风水；视人之目窠上微拥，如蚕新卧起状，其颈脉动，时时咳，按其手足上，陷而不起者，风水"。

这条进一步论述风水的脉证，寸口脉沉滑，已经不是风水病初起的脉

浮而洪的脉象了，沉主水，同时也表明病已入里，脉滑主有湿，所以仲圣说"中有水气"，就会出现面部和眼睛的浮肿。仲圣还特别描述了医生很容易观察到的眼睛部位，"视人之目窠上微拥，如蚕新卧起状"，就是眼睑的浮肿，就好像有蚕在眼睑里面，又好像人刚起床时眼睑有些浮肿的样子，只不过正常人刚起床时眼睑有些浮肿，起床之后站立起来走动一会儿，浮肿很快就会消失，但风水患者的眼睑一直都会是浮肿的，不会自己消失的。

其颈脉动，应该是倒装句，应该在"时时咳"之后，因为频繁咳嗽，颈动脉压力大了，就会见到比较明显的搏动，这个在临床中观察就知道了。按其手足上陷而不起，说明患者的浮肿不仅仅在头面部了，还在手足也出现了凹陷性水肿，陷而不起者，就是凹陷性水肿的描述。这就是风水，与现代的肾病患者的症状很类似。

"太阳病，脉浮而紧，法当骨节疼痛，反不疼，身体反重而酸，其人不渴，汗出即愈，此为风水。恶寒者，此为极虚，发汗得之。渴而不恶寒者，此为皮水。身肿而冷，状如周痹，胸中窒，不能食，反聚痛，暮躁不得眠，此为黄汗，痛在骨节。咳而喘，不渴者，此为脾胀，其状如肿，发汗即愈。然诸病此者，渴而下利，小便数者，皆不可发汗"。

这条与第一条内容相似，再次讲述了风水、皮水、黄汗及肺胀的辨治。

首先讲述的风水，提到风水脉象与太阳病一样的脉浮紧，我们都知道太阳病的伤寒脉象是浮而紧的，但是症状表现有头痛、腰痛及骨节疼痛，这就是《伤寒论》中麻黄汤证的表现。这里的风水病的脉象同样是脉浮而紧，但患者没有骨节疼痛的症状，反而出现的是身体重而酸的症状，这是风邪热邪与津液胶着，就会身体酸重，相当于人们常说的水湿所困，而不是像麻黄汤证那样以诸痛为主的伤寒症状。不管是风水病也好，伤寒麻黄汤证也罢，脉浮紧就说明体表津液是充沛的，所以不会出现津液匮乏的阳明病口渴的症状，即条文说的其人不渴，仲圣判断这就是风水病。这里需要强调，风水的症状除了脉浮而紧、身体重而酸外，应该还有头面水肿等表现。对于风水病，仲圣认为可以采用发汗方法，汗解而愈。接下来仲圣解释道，如果汗解后患者出现恶寒，就是我们常说的怕冷，这种恶寒不是太阳病的恶寒，而是因为发汗损伤了津液，虚故也，与芍药甘草附子汤证一样的道理！《伤寒论》第68条："发汗，病不解，反恶寒者，虚故也，芍药甘草附子汤主之"，就可以印证风水病汗解后的恶寒原因了，那么我们临床上遇到风水病解之后有怕冷症状，千万别用太阳病治疗恶寒的上解（汗解）经方！可以用芍药甘草附子汤，喝了就好了。

这条说皮水与风水的区别是风水不渴，而皮水渴而不恶寒，与第一条是矛盾的！第一条写道："皮水其脉亦浮，外证胕肿，按之没指，不恶风，其腹如鼓，不渴，当发其汗"，所以皮水重点应该不是渴而不恶寒，应该是皮肤浮肿按之没指之外，还有其腹如鼓，这就不仅仅是皮肤的浮肿了，而且肚子也胀大了！风水不会其腹如鼓。

黄汗病的表现是"身肿而冷，状如周痹，胸中窒，不能食，反聚痛，暮躁不得眠"。黄汗病也会身体浮肿，但特别强调了一个冷的症状，其实黄汗病不单有水湿，还有血气虚，这个在症状上以及临床中都可以得之。其症状表现与周痹类似，就是都有疼痛，但黄汗病不是周痹。周痹是痹病的一种，疼痛往往偏于一侧，会上下游走而不能左右移动。所以这里说"状如周痹"，就是告诉大家，黄汗病也和周痹一样会有游走性的疼痛，但是黄汗病还有聚于胸部的疼痛，以及"痛在骨节"的关节疼痛。胸中窒与第一条里提到的胸满是同样的意思，食管部位不适，因此不能食，吃东西难受。"反聚痛"是区别于周痹的游走性疼痛而言，所以用了一个反字。黄汗患者聚痛所聚的位置结合第一条的胸满及本条的胸中窒来看，聚痛应该在胸中，即食管部位包括胸骨。"暮躁不得眠"更加说明黄汗病有血虚的本质，所以夜间烦躁不得眠，所以黄汗病用到黄芪补血气的机会最大。

条文第四段阐述了肺胀，虽然文中写的"脾胀"，但是症状是"咳而喘"，当属传抄错误！咳喘，而不渴，结合在一起就是水气在肺的症状表现，就是肺胀病。《金匮要略心典》解释说"其咳而喘，不渴者，水寒伤肺，气攻于表，有如肿病，而实同皮水，故曰发汗则愈"，解释得很有道理，寒水停肺，肺失宣降，而毛孔闭塞，汗孔不开，就会咳喘，也会出现头面浮肿，看上去与风水相类似，都用汗解，发汗就好了。

条文最后一段明确指出了汗法在水气病中的禁忌情况，就是津液匮乏。虽然风水、皮水、黄汗和肺胀都可以用发汗来治疗，但如果患者有渴而下利、小便数的表现，就不可用汗法，因为不论是渴而下利，还是小便频数，都是津液在快速流失的表现。如果在患者津液流失而匮乏的情况下，还去发汗，患者就会有津液枯竭的危象，所以仲圣明确指出"皆不可发汗"，大家临床上一定要牢记。

三、趺阳脉、寸口脉与水气病相关脉象

"趺阳脉当伏，今反紧，本自有寒，疝，瘕，腹中痛，医反下之，下之即胸满短气"。

趺阳脉是候胃气的，因为有水饮，所以脉象沉伏难及，这是水气病会出现的正常现象，而今趺阳脉不是沉伏的脉象，反而脉紧，是因为身体本身有寒邪，也就是寒水互结，从患者出现的寒疝、时有时无的瘕瘕以及经常腹中痛就可以得之。而医生错误地抛开寒邪，单纯用下法来把水气排出体外，寒水互结不得解，就会出现胸满短气。

"趺阳脉当伏，今反数，本自有热，消谷，小便数。今反不利，此欲作水"。

同样的道理，内有水邪的趺阳脉应当是伏脉，可是现在趺阳脉却是数脉。数就是脉搏跳动很快的脉象，古人认为是热在里的表现，而趺阳脉候的是胃气，趺阳脉数，表明胃肠有热，就会出现消谷善饥的症状，同时患者还会小便频数、丢失津液，出现肠中燥屎内结。可是现在患者小便不频数，反而是小便不利，我们知道患者本身是水气病，而脉数，就说明是水热互结了，那么患者就小便不利，所以仲圣就判断，水热互结可能会要发作水气病了。

"寸口脉浮而迟，浮脉则热，迟脉则潜，热潜相抟，名曰沉。趺阳脉浮而数，浮脉即热，数脉即止，热止相抟，名曰伏。沉伏相抟，名曰水。沉则络脉虚，伏则小便难，虚难相抟，水走皮肤，即为水矣"。

这一条解释了寸口脉沉、趺阳脉伏的定义，指出寸口脉沉与趺阳脉伏就可知水病产生了，会出现小便不利，也就会出现水走皮肤的水气病，我们理解这个意思就可以了，具体治法还是要根据症状反应，随证治之。

"寸口脉弦而紧，弦则卫气不行，即恶寒，水不沾流，走于肠间。少阴脉紧而沉，紧则为痛，沉则为水，小便即难"。

这一条也是讲寸口脉与水气病的关联情况，寸口脉弦而紧，弦脉表示津液（卫气）不能正常运行，就会恶寒，因为"水不沾流，走于肠间"就是津

液不能正常流动，或者不按常规水道流动，走于肠间，水液滞留于肠间，就形成了水气病。而少阴脉指体能低下血气少的人脉紧而沉，紧脉主寒，主痛，沉脉主水；弦而紧的脉就意味着患者既有水饮，又有寒，寒水互结，就是水气病，就会小便不利。

"脉得诸沉，当责有水，身体肿重。水病脉出者死"。

一般来说，脉沉主水，结合临床症状患者身体肿而困重，就更加判断为水气病。水气病脉沉、脉伏是脉证相符，如果水气病的人脉象反而浮出来，应该还按压就无脉，即浮而中空，就是死证脉象了，这是危候，临床需要注意。

"夫水病人，目下有卧蚕，面目鲜泽，脉伏，其人消渴。病水腹大，小便不利，其脉沉绝者，有水，可下之"。

水气病的人，下眼胞肿大，如有蚕卧在那里，面目光鲜色泽，一定是整个头面都肿胀，还口渴喝水多，水病当脉沉、脉伏，出现腹部肿、小便不利也是顺理成章的了，仲圣说这个是水病，即水气病，可以用下法。这个与西医的肾病综合征非常类似。

"问曰：病下利后渴饮水，小便不利，腹满阴肿者，何也，答曰：此法当病水，若小便自利及汗出者，自当愈"。

这条讲述患者因为下利，脱水了肯定会口渴、饮水自救，喝水太多了，而患者小便不利，水液排不出去，肯定会腹满，水停于下，还出现前阴肿胀（有版本是"腹满因肿"，也不影响理解，腹满而且因此肿大的意思，都是说患者肿满），仲圣讲到，这就是病水，水气病，如果患者自己小便通利了，出汗了，水邪得去，自己就好了。当然患者没有自己痊愈，经方治疗根据脉沉或脉浮，越婢加术汤或越婢汤机会多，此是题外话了。

四、五脏水气病

五脏的水气病，条文做了相应的症状反应，但并没有给出对应的经方治疗，所以我们就简单地学习一下条文内容，而临床上治疗水气病，还是应当观其脉证，随证治之。

"心水者，其身重而少气，不得卧，烦而躁，其人阴肿"。

心脏患水气病，身体重而少气乏力，不能躺下，烦躁（应当还有心悸，"烦而悸"可能更全面），水饮下注，还会前阴肿。

"肝水者，其腹大，不能自转侧，胁下腹痛，时时津液微生，小便续通"。

肝脏患水气病，第一个症状就说到腹大，就是腹水肿胀，我们回顾《金匮要略》全书开篇的"脏腑经络先后病脉证"就说了"夫治未病者，见肝之病，知肝传脾，当先实脾"。因此，肝的水气病自然也会影响到脾。脾受影响不能运化水湿，腹部自然就会腹水胀大，自然就影响到行动灵活度，所以就不能自转侧了。肝病自然就胁下痛，腹痛按照脏腑观念当属脾病，当然与太阴病腹满时痛也极其相似，水饮病犯脾当与太阴病相似而口中和，所以津液微生，水饮于下自然就小便清长，续继通利。

"肺水者，其身肿，小便难，时时鸭溏"。

肺脏患水气病，身体肿，而且肺受损不能通调水道就会小便不利、小便难，水饮不从小便去而水走肠间，所以如鸭子排便，水粪混杂。

"脾水者，其腹大，四肢苦重，津液不生，但苦少气，小便难"。

脾脏患水气病，同样如肝脏水气病一样的会腹水肿大，水饮溢于四肢，四肢苦于困重，水湿阻遏则津液不生，水谷精微不化，乏力少气，脾不疏布，膀胱无水则小便难。

"肾水者，其腹大，脐肿，腰痛，不得溺，阴下湿如牛鼻上汗，其足逆冷，面反瘦"。

肾脏患水气病，第一条症状也是腹大，但肾水的腹大还有脐肿，而脾水的腹大是没有脐肿的。肚脐部位凸出来就是脐肿，与西医的脐疝差不多，是水肿严重而造成腹内压高，把肚脐挤得往外凸起的一种表现，这是病情非常严重的症状表现。寒水互结，患者就会腰痛。不得溺，即小便不出，比小便不利更严重的排不出小便的状态，水饮溢于肠间或腹腔，不入膀胱，无尿可溺。阴下湿如牛鼻上汗，这是水邪滞留前阴的状态，前阴发肿厉害到渗出水来了，湿漉漉的像牛鼻上有汗的样子。水饮胶着于腹部，津液血气不达四末，所以脚冷，水湿让脾的生化功能丧失，水谷精微不能滋养人体，所以患者的面部消瘦，"面反瘦"就是腹满大、肚脐肿而人虚弱消瘦的状态。

五、水气病治疗大法

"师曰：诸有水者，腰以下肿，当利小便；腰以上肿，当发汗乃愈"。

这条直接指出了水气病的治疗法则，与《伤寒论》中根据人体发出解病的信号及症状反应而因势利导，做出上解（汗解）与下解的治疗思路，是类似的，也是非常重要的治疗原则。仲圣讲到无论哪一种水气病，如果患者的水肿发生在腰部以下的，就要用下解、利小便的办法来排水气；如果患者的水肿发生在腰部以上，我们就用上解、发汗的方法来排出水气，这样水气病就可以痊愈。关于上解与下解的详细论述，我们在《〈伤寒论〉经方药证对应——临床快速精准选方技巧》一书中有详细阐述，这里就不赘述了。

六、血分、水分、水气病之新病与痼疾治则

"师曰：寸口脉沉而迟，沉则为水，迟则为寒，寒水相抟。趺阳脉伏，水谷不化，脾气衰则鹜溏，胃气衰则身肿。少阳脉卑，少阴脉细，男子则小便不利，妇人则经水不通。经为血，血不利则为水，名曰血分"。

寸口脉沉，脉沉主水，说明有水邪，脉迟为寒，表示内有寒邪，沉而迟的脉象就表明寒水互结。寸口脉沉而迟的患者就容易患水气病，身体肿。趺阳脉候胃气，趺阳脉伏说明脾胃虚弱，水谷不化，所以大便鹜溏水粪混杂。由于脾胃虚弱水谷不化，精微物质不能运化吸收，脾失健运、脾不运湿，水湿浸于肌肤，加上本身就有水湿，所以就会出现水肿。少阳脉，有医家认为是手少阳三焦经的耳和髎穴，在耳门的前上方，在这里会摸到脉搏跳动，就是少阳脉（《金匮要略》有许多内经的内容，我们姑且认为是后世医家勘注，有价值者，且用之），候的是三焦经的状态，少阳脉卑，就是按下去感觉脉很沉弱，说明三焦的决渎功能失常。"三焦者，决渎之官，水道出焉"，三焦的决渎功能失常，就会小便不利而出现水肿。而我认为少阳脉，是人体局部正常津液匮乏（与身体其他部位的水气病的废水多不矛盾），所以脉弱，就是脉卑微；少阴脉，就是血气少、体能低下，少阴病就是血气少、体能低下的状态，所以少阴脉就是脉微细。正常的津液不到膀胱（溢于身体其他部位成为

水气病），阴血也不足，自然就小便不利，而女性患者，无血气成经水，自然就经水不通。月经其实就是血，经水不潮是血气虚的表现，因为血虚，那么所匹配的正常津液就成了多余的废水（《金匮要略·妇人产后病脉证治》篇"亡阴血虚，阳气独盛，故当汗出，阴阳乃复"有津液（阳）与血气（阴）匹配平衡的论述），所形成的水气病，就是"血分"，这个下面一条有进一步说明。

"问曰：病有血分、水分，何也？师曰：经水前断，后病水，名曰血分，此病难治；先病水，后经水断，名曰水分，此病易治。何以故，去水，其经自下"。

该条把"血分、水分"作了明确的鉴别，认为水气病分两种，因本来就血虚而出现闭经，后出现血虚所致多余不匹配的废水而形成的水气病，就是血分病，这个病难治；因为患水气病，而影响月经来潮，为水分病，这个好治一些，把水饮逐去，水气病好了，经水自然来潮。

这两条文字可能大家觉得很拗口，我简言之，因为血气虚，与之匹配的津液份额就变少了，因为阴（血）阳（津液）是维持平衡的，多余的不匹配的津液份额就变成废水，从而形成水气病，就是血分病。表现在妇人，血虚自然经水不来潮，所以先闭经，后出现因为废水而形成的水气病，自然就是血分病，这个病难治；而因为先有普通的水气病，而后造成的闭经，不是血虚造成的，属于普通的、单纯的水气病，就是水分病，这个病好治，利水就可以了。

胡希恕老先生对这两条内容进行了延伸，他认为，血分病、水分病的划分不仅适用于女性，也适用于男性。有的水肿比较容易治，只需要利水就可以了，比如肾炎所引起的水肿，发汗利水把水气排出去之后，水肿马上就退了，属于水分病范畴；而涉及血分的水肿，就非常难治，比如肝硬化引起的腹水，往往与血分有关，那么单纯利水治疗的话，效果就不好，还必须配合血分方面的经方，如当归芍药散、大黄䗪虫丸之类的经方才能起到较好的效果，这个经验非常好，值得大家借鉴。

"问曰：病者苦水，面目身体四肢皆肿，小便不利。脉之，不言水，反言胸中痛，气上冲咽，状如炙肉，当微咳喘。审如师言，其脉何类，师曰：寸口脉沉而紧，沉为水，紧为寒，沉紧相抟，结在关元。始时当微，年盛不觉。阳衰之后，荣卫相干，阳损阴盛，结寒微动，肾气上冲，喉咽塞噎，胁下急痛。医以为流饮，而大下之，气击不去，其病不除。后重吐之，胃家虚烦，咽燥欲饮水，小便不利，水谷不化，面目手足浮肿。又与葶苈丸下水，当时如小瘥，食饮过度，肿复如前，胸胁苦痛，象若奔豚，其水扬溢，则浮咳喘逆。当先攻击冲气，令止，乃治咳，咳止，其喘自瘥。先治新病，病当在后"。

这一条内容比较多，有如一个临床医案，大致是一个有水气病痼疾的人，面目身体及四肢都水肿，小便不利，典型的水气病症状。老师诊脉，不去说水肿的事情，反而说患者胸中疼痛，气上冲至咽喉部，有如烤肉的状况，还应该轻微咳喘。而患者的确就如老师所说的那样有水气上冲的症状，于是学生就问老师怎么凭脉断证的。老师说到，寸口脉沉而紧，脉沉表示有水，脉紧则表示有寒，寒水互结，就在关元部位。关元，是任脉上的穴位，就是寒水互结在下焦关元部位的意思。开始的时候，寒水互结相对微弱，而且人年轻气盛，不会有什么异样的感觉。但是等到人的年纪大了，阳气（津液，卫）衰弱后，因为血气（荣）与正常津液（卫）是匹配关联平衡的，津液（阳气）虚少了，那么血气（阴）就相对多出一部分，及阴盛了，血盛运行不利，加之素体的寒水互结开始作祟，这时候人就开始出现异常了，气上冲咽，咽喉堵塞不适，气冲胁下，加之血盛运行不利，所以胁下急痛。前医辨证不准，不治新病气上冲，却治疗痼疾水气病，按照流饮用下法治疗，结果气上冲相应的症状去不了，当然其病不除。后来看下法不行，重新用吐法，结果更加损伤胃气与津液，出现虚烦，咽中干燥想喝水，津液匮乏自然小便不利，胃气损伤肯定消化受损完谷不化，废水不排，仍然如初，面目身体手足均是浮肿的状态。后来就用葶苈子之类的下水饮，临时感觉有点儿效果，但是稍微多吃点儿食物或多饮一点儿水，水肿又与之前一样，苦于胸胁痛，有如奔豚发作（气上冲，发作欲死）一样，水气扬溢，气浮咳喘！所以老师说，有水气病痼疾的患者，出现了气上冲的新病，应当先治新病气上冲，气上冲好了再治疗咳嗽，咳嗽好了喘就自然而然好了。原则就是先治新病气上冲，最后再治疗痼疾水气病。

七、风水证治

（一）防己黄芪汤证

"风水，脉浮身重，汗出恶风者，防己黄芪汤主之。腹痛加芍药"。

防己黄芪汤在《痉湿暍病脉证治》篇我们已经学习了，是治疗风湿病的一个经方，原文是"风湿，脉浮，身重，汗出恶风者，防己黄芪汤主之"。条文除了冠以"风湿"二字，与本条后面部分一模一样，症状表现都有身重、汗出、恶风，脉象都是脉浮，表明病在表，所以汗出恶风，因为都有水气，所以都身重，病机我们不过度揣测，重点学习药证方证使用。

防己黄芪汤方

防己一两　甘草半两，炒　黄芪一两一分，去芦　白术七钱半

上四味，锉麻豆大，每抄五钱匕，生姜四片，大枣一枚，水盏半，煎八分，去滓温服，良久再服。喘者，加麻黄半两；胃不和者，加芍药三分；气上冲者，加桂枝三分；下有陈寒者，加细辛三分。服后当如虫行皮中，从腰下如冰，后坐被上，又以一被绕腰以下，温令微汗，瘥。

防己利水消肿；炙甘草小剂量防止抗病过激、利水过度；白术将水湿拉入膀胱，从小便排出；白术治疗肿、重（我们在《〈伤寒论〉条文药证解读》一书中已经详述，如真武汤、甘草附子汤等的白术证）。生姜在这里是微发汗的作用，生姜可以治疗恶寒，一般恶风者，临床观察均有畏寒表证。这里特别说一下黄芪：黄芪补血气，血气不足则与之匹配的津液就会相对地多余出来（《金匮要略·妇人产后病脉证治》篇有论述："所以产妇喜汗出者，亡阴血虚，阳气独盛，故当汗出，阴阳乃复"），所以，就会通过汗出来消减多余的不匹配的津液，而汗出不尽的多余的津液就是废水，停留在体表肌肤之间，就会水肿。黄芪补血气，可以匹配的津液份额就会增多，那么就自然而然地汗出减少，水肿也减轻，肿、重自然就改善。在防己黄芪汤里面有防己、白术，可能感觉不出明显的黄芪有肿、重的药证，但是我们在黄汗病的桂枝加黄芪汤中就可以明显得出黄芪的身重药证，芪芍桂酒汤中也可见黄芪的身肿药证！

"《外台》防己黄芪汤。治风水，脉浮为在表，其人或头汗出，表无他病，

病者但下重，从腰以上为和，腰以下当肿及阴，难以屈伸"。

这条《外台》的附方，与上述症状描述相似，都是风水、脉浮、身重（外台是"下重"）以及汗出，都是水气病，必然有水肿。只是《外台》附方补充描述水肿是腰以上为和，腰以下水肿厉害，肿至外阴处，因为肿胀，所以难以屈伸，描述更加详尽。

我在临床上常用防己黄芪汤加茯苓治疗特发性水肿（找不到特定原因的水肿）、慢性肾小球肾炎，加炮附子治疗风湿性关节炎或类风湿关节炎，加大黄治疗肥胖症，单用防己黄芪汤治疗狐臭，均取得较好疗效。

（二）越婢汤证

"风水，恶风，一身悉肿，脉浮不渴，续自汗出，无大热，越婢汤主之"。

越婢汤方

麻黄六两　石膏半斤　生姜三两　甘草二两　大枣十五枚

上五味，以水六升，先煮麻黄，去上沫，内诸药，煮取三升，分温三服。恶风者加附子一枚炮，风水加术四两。

与防己黄芪汤同样的脉浮，说明病在表，所以恶风，汗出，不过条文简洁，应该隐藏了身痛、骨节疼痛的外证，否则就不会用麻黄了（麻黄汤中有诸多痛的麻黄证）！我们回顾风水的定义就可以得之这个隐藏症状了：本篇第一条"风水，其脉自浮，外证骨节疼痛，恶风"，风水的外证可以骨节疼痛！而正是这个外证，就是我们使用越婢汤治疗风水的简洁抓手；另外，身体痒也可以作为一个使用指征。汗出为什么还要用麻黄？因为这里特别用了石膏可以止汗，而麻黄打开那些水肿部位没有打开的毛孔，绝妙配合！越婢加术汤在《中风历节病脉证并治》篇里面可以治疗汗大泄，白虎汤治疗自汗出者，白虎加人参汤治疗汗出身热而渴等，其中，石膏止汗作用非常重要。

我们在临床上常用越婢汤治疗急性肾小球肾炎、过敏性紫癜、荨麻疹、以及急性咽喉炎的咽痛，辨证准确的前提下收效不错。

八、皮水证治

（一）防己茯苓汤证

"皮水为病，四肢肿，水气在皮肤中，四肢聂聂动者，防己茯苓汤主之"。

防己茯苓汤方

防己三两　黄芪三两　桂枝三两　茯苓六两　甘草二两

上五味，以水六升，煮取二升，分温三服。

该条文只简单描述四肢肿、聂聂动症状，但是我们知道，开篇第一条写道"皮水，其脉亦浮，外证胕肿，按之没指，不恶风，其腹如鼓，不渴，当发其汗"，说明患者还可以腹水肿大如鼓，浮脉。首先四肢水肿或腹肿如鼓，按之没指，凹陷性水肿明显，所以利水的防己剂量比较大，用了三两，黄芪也是大剂量，用了三两，补血气匹配正常津液的份额加大，自然废水就少了。大家一看就知道，防己茯苓汤的防己、茯苓剂量比防己黄芪汤大很多，说明防己茯苓汤证水肿比防己黄芪汤厉害得多，按之没指，凹陷性水肿；第二是四肢聂聂动者，是皮肉跳动明显，聂聂动，就如同树叶在微风中轻微飘动的样子，这个与真武汤的身𥆧动类似，皮肉跳动，这个是茯苓证，所以方中茯苓六两，剂量较大。水气病，往往会心悸怔忡，所以里面有桂枝甘草汤成分，桂枝用了三两，这个大家好理解。

临床上防己茯苓汤常用于肝硬化腹水、慢性肾小球肾炎水肿、风湿性心脏病、心衰水肿、特发性水肿以及肥胖病（我临床加大黄），方证对应，效果可期。

（二）蒲灰散证

"厥而皮水者，蒲灰散主之"。

该条在麻黄附子汤证之后，应该是排版错位的原因，与防己茯苓汤都是治疗皮水的方证，所以我们就穿插在这里学习了。我们在前面《消渴小便不利淋病脉证治》篇已经学习了蒲灰散治疗尿血尿痛的小便不利，而在《水气病脉证并治》篇，明确提到"厥而皮水者，蒲灰散主之"，所以患者应该小便不利还有四肢肿，手足冷，那么临床上蒲灰散就用于泌尿系统感染见尿急、尿痛、尿血兼见手足冷而肿大患者，水肿程度远没有防己茯苓汤严重，而且应该没有四肢聂聂动的肉跳现象，这个与防己茯苓汤证很好区别的。

蒲灰散方

蒲黄七分　滑石三分

上二味，杵为散，饮服方寸匕，日三服。

九、里水证治

（一）越婢加术汤证

我们调整了一下条文顺序，现在倒回去学习条文的第五条："里水者，一身面目黄肿，其脉沉，小便不利，故令病水。假如小便自利，此亡津液，故令渴也。越婢加术汤主之"。

这个条文又有倒装句，"假如小便自利，此亡津液，故令渴也"应该在"越婢加术汤主之"之后。这里的"里水"是前面水气病分类没有提到的，有的医家认为是皮水，因为一身面目黄肿也包括了"其腹如鼓"，就是肚子也胀大了，有一定的道理。但是该篇又专门提到了皮水的防己茯苓汤证，所以我们不必过分纠结里水这个病名，临床上，重点利用药证区别开脉浮的风水越婢汤证和下解模式的皮水防己茯苓汤证，用好这些经方就可以了。

我们就用越婢加术汤证来表达这个里水吧。其症状是面目及全身都黄肿，脉象与越婢汤的脉浮不同，是脉沉，主水主里，仲圣认为是小便不利造成的里水，所以临床上我们一定要关注患者的小便不利状况！这种情况就用越婢加术汤。倒装句"假如小便自利，此亡津液，故令渴也"的意思是：吃了越婢加术汤后，如果小便通利了，就会出现口渴的症状，是利小便后丢失了大量津液的缘故，不必紧张，与法治之即可。

我们看看越婢加术汤的组成，分析一下药证思路。

越婢加术汤方

麻黄六两　石膏半斤　生姜三两　甘草二两　白术四两　大枣十五枚

上五味，以水六升，先煮麻黄，去上沫，内诸药，煮取三升，分温三服。

麻黄量大,六两三服,每服都是二两,为《伤寒论》《金匮要略》中麻黄用量最大的处方之一,与大青龙汤麻黄剂量相同,发汗与消肿作用都非常强大。不过有些人喝了麻黄的确会出现心悸,建议临床上剂量根据情况酌情减少,这是另一个话题了。麻黄可以治疗太阳病的发黄(如桂枝麻黄各半汤),所以"一身面目黄肿"的黄,也离不开麻黄证。石膏、甘草防止发汗过度,石膏还可以治疗烦躁,水肿患者多少都会烦躁的。生姜、大枣可以补充津液,防止发汗利水过度损伤津液,仲圣通篇都注重存津液护胃气。我们重点关注一下白术,白术可以把人体代谢不畅的津液拖入肠道和膀胱,这个随便从几个经方方证都可以得到推断:例如,桂枝附子汤证出现了大便坚,就去桂加白术汤,为什么去桂加白术就可以治疗大便坚?说明白术能够把上焦宿水拖入大肠,使大便坚得解。另外,我们知道五苓散可以治疗泻心汤解不了的心下痞,"本以下之,故心下痞,与泻心汤;痞不解,其人渴而口燥烦,小便不利者,五苓散主之"。因为患者小便不利,半夏泻心汤治疗不了小便不利的,五苓散中的白术,把心下水饮拖入膀胱,茯苓配合利小便,所以就解掉了饮停心下的水痞。

麻黄开毛孔发汗去水,白术拖水入膀胱,利小便消水肿,各司其职互为相需,所以临床上越婢加术汤用于治疗方证药证对应的慢性肾炎的水肿、肾病腹水、慢性肾功能衰竭的蛋白尿及肾小球滤过率低,临床效果肯定。皮肤科常见的荨麻疹,用到越婢加术汤的机会也很多,我在《〈伤寒论〉条文药证解读》《〈伤寒论〉经方药证对应—临床快速精准选方技巧》书中有一些医案记录,有兴趣的朋友可以参看。

(二)甘草麻黄汤证

"里水,越婢加术汤主之,甘草麻黄汤亦主之"。

这条文字简洁,除了冠名"里水"外,没有具体症状描述,所以我们把第五条放在一起学习,对该条的理解运用会有帮助的。越婢加术汤证我们已经很清楚了,那么这里重点学习一下甘草麻黄汤,先看药物组成:

甘草麻黄汤方

甘草二两　麻黄四两

上二味，以水五升，先煮麻黄，去上沫，内甘草，煮取三升，温服一升，重覆汗出，不汗，再服，慎风寒。

首先麻黄剂量很大，四两，分两服，一服就是二两麻黄，与越婢加术汤每服的剂量一样的（越婢加术汤麻黄六两分三服，也是每服二两），那么说明患者无汗，毛孔是关闭的，因为没有像越婢加术汤一样配止汗的石膏。另外没有石膏，说明患者没有烦躁，没有白术，患者可以没有脉沉，反而脉浮紧的可能性有。甘草二两是为了避免麻黄发汗过度，抗病过激。这些都是与越婢加术汤治疗里水的区别。

甘草麻黄汤临床上常用于急性肾小球肾炎的水肿，特别是面部水肿，也用于肺气肿、肺心病咳喘严重伴水肿者，特别是面部及上半身水肿者效佳。

十、正水与风水证治

"水之为病，其脉沉小，属少阴。浮者为风；无水，虚胀者，为气。水，发其汗即已。脉沉者，宜麻黄附子汤。浮者，宜杏子汤"。

这条阐述了正水与风水的脉象区别，同时也告诉大家，没有水气病症状反应的单纯腹胀，是气胀，与水气病无关，这里的"虚"，不是指疾病属性的虚实，是对应的有水气为实（实实在在的水），没有水气只是气胀就是虚，所以叫虚胀。虚胀在这里只是教大家鉴别水气病的胀满，所以不在这里讨论治疗方案，都知道随证治之。

而本条水气病涉及正水与风水，脉沉小的是正水，第一条就说了"正水，其脉沉迟，外证自喘"，建议用（宜）麻黄附子汤；脉浮的为风水，第一条的"风水，其脉自浮，外证骨节疼痛，恶风"是对本条"脉浮为风"的具体补充，仲圣建议用杏子汤。杏子汤在《伤寒论》《金匮要略》中并未见原方，林亿认为可能是麻黄杏仁甘草石膏汤，也有医家认为是前面的甘草麻黄汤加杏仁，这种可能小，因为脉浮与加杏仁没有逻辑关系。

麻黄附子汤证

既然没有杏子汤的具体方药，临床上治疗风水就根据症状反应，随证治之吧，我们就重点学习一下麻黄附子汤，先看药物组成。

麻黄附子汤方

麻黄三两　甘草二两　附子一枚（炮）

上三味，以水七升，先煮麻黄，去上沫，内诸药，煮取二升半，温服八分，日三服。

这个方与《伤寒论》302条的少阴病微发汗的麻黄附子甘草汤药物组成一样，但是麻黄剂量要大一点，是三两麻黄，那么发汗去水的力量就要大很多，因为是治疗水气病的经方，所以水肿是明显存在的。该方证不单脉沉，还脉沉小，小就是微小，脉微，所以附子证就有了，说明该水肿患者还有少阴体能低下，血气弱，而附子补血气及少阴体能。甘草这里是防止发汗过度，抗病过激。

那么麻黄附子汤临床上常用于肺心病水肿、风心病水肿及慢性肾炎水肿，水肿的同时症见但欲寐、神疲萎靡及体能低下的种种表现。

十一、黄汗证治

（一）芪芍桂酒汤证

"问曰：黄汗之为病，身体肿，发热汗出而渴，状如风水，汗沾衣，色正黄如柏汁，脉自沉，何从得之？师曰：以汗出入水中浴，水从汗孔入得之，宜黄芪芍药桂枝苦酒汤主之"。（以下简称"芪芍桂酒汤"）

芪芍桂酒汤方

黄芪五两　芍药三两　桂枝三两

上三味，以苦酒一升，水七升，相和，煮取三升，温服一升，当心烦，服至六七日乃解。若心烦不止者，以苦酒阻故也。

黄汗病的患者，身体肿，发热，出汗，还口渴（仅指本方证，不是所有的黄汗病都口渴），看上去就像风水病一样，但是汗液黏稠粘衣服，衣服黄染，因为汗出的颜色如黄柏汁一样发黄，这个就是与风水的显著差异。另外，这个黄汗患者还脉沉，一个是主水，废水造成水肿，另一个因为血虚，也脉沉，主里，这个脉象可以区别于风水的脉浮。造成黄汗病的原因是因为汗出正隆的时候，进入水中洗浴，水气从打开的毛孔进入体内造成。

这里我想特别指出的是，黄汗病患者都有血气虚的素体底子，是水湿与血虚共同造成的黄汗病，所以方中用黄芪五两，补血气，让匹配的津液份额增加，首先汗出会减少，其次多余的津液成为废水的量也会减少，身体肿自然就好了。桂枝也治疗汗出，而芍药也是养血气的，阴（血气）阳（津液）平衡，自然汗出发热水肿得解。这里的黄汗病有口渴，一个是因为汗出丢失了津液，另一个是因为与血气不匹配的津液变成废水引起水肿，而正常的津液匮乏，这两个原因本质上都是因为血虚而丢失了不匹配的津液，只不过一个汗出排出体外了，另一个没有排出体外，成为废水停留于皮下引发水肿。所以仲圣用了苦酒来生津止渴（酸东西想想都会让人望梅止渴），但是治疗的根本还是黄芪芍药补血气提升津液匹配份额，桂枝止汗，这是题外话了。

（二）桂枝加黄芪汤证

"黄汗之病，两胫自冷；假令发热，此属历节。食已汗出，又身常暮盗汗出者，此劳气也。若汗出已，反发热者，久久其身必甲错；发热不止者，必生恶疮。若身重，汗出已辄轻者，久久必身瞤，瞤即胸中痛，又从腰以上必汗出，下无汗，腰髋弛痛，如有物在皮中状，剧者不能食，身疼重，烦躁，小便不利，此为黄汗，桂枝加黄芪汤主之"。

黄汗病患者，双下肢胫前是冷的，也畏寒恶风，如果胫前发热不冷，那就是历节病了，不属于黄汗病。这里把黄汗病与历节病放到一起对比，是因为两个病都是汗出后入水中造成的。《中风历节病脉证并治》篇中"寸口脉沉而弱，沉即主骨，弱即主筋，沉即为肾，弱即为肝。汗出入水中，如水伤心。历节黄汗出，故曰历节"就有描述：汗出入水中、历节黄汗出，与黄汗病非常相似。历节病原因同样是汗出入水中，症状同样也有黄汗出，只是历节病的黄汗出主要存在于关节部位，而黄汗病黄汗出可以遍布全身各处。特别强调一下，黄汗病两胫冷，历节病，两胫发热！《中风历节病脉证并治》篇第九条"味酸则伤筋，筋伤则缓，名曰泄；咸则伤骨，骨伤则痿，名曰枯。枯泄相搏，名曰断泄。荣气不通，卫不独行，荣卫俱微，三焦无所御，四属断绝，身体羸瘦。独足肿大，黄汗出，胫冷。假令发热，便为历节也"，明确界定：黄汗出，黄汗病会两胫冷，假如发热，便是历节病；另外历节病发展到一定程度的时候，就会身体羸瘦，但是下肢关节独独肿大变形，而黄汗病没有下肢关节肿大的表现。

接下来再看黄汗病其他的临床表现：黄汗病患者吃饭立马就汗出，还经常睡觉醒来发现盗汗，这是虚劳血气损伤的原因。所以前面芪芍桂酒汤证解读时，我们就谈到了黄汗病患者都有血气虚的根源，血虚则津液配额少，吃饭补充的津液，很快就通过汗出而流失，这样才能"阴阳乃复"（《妇人产后病脉证治》篇第二条），夜间睡觉也会盗汗。

如果汗出后，身体本来应该不热了，汗出热退，但是反而出现发热，这是血气虚非常严重，津液匹配份额不足，津液就会不停地丢失，长久这样，肯定会肌肤甲错，皮肤失养；而且不停地丢失津液而发热不止，不单是生长看得见的疮疡，还有看不见的恶性肿瘤——恶疮！本篇第一条也提到"黄汗其脉沉迟，身发热，胸满，四肢头面肿，久不愈，必致痈脓"，黄汗病久了会长痈脓，本条的"发热不止者，必生恶疮"，这个问题我们在临床中多见，长期黄汗且虚劳的患者，患癌症的很多，而我们也常常从黄汗虚劳入手治疗，收到较好疗效。

黄汗病患者往往会出现身重，因为血虚津液配额不足，一部分汗出丢失，另一部分成为废水停滞于肌表中，所以有水气病症状表现，身沉重。汗出肯定比废水停滞于肌表要让人轻松一些，但是长期汗出，津液亏耗，就会身眴动、肉跳，肉跳同时会胸中痛，都是失养的表现。黄汗病有一个特点：腰以上出汗，腰以下无汗，与血气虚不匹配的津液，上半身通过汗出丢失了，达到"阴阳乃复"的状态，而下半身不出汗，自然多出来的津液就成了废水，停滞于肌肤腠理间，所以"腰髋弛痛，如有物在皮中状"，水气乱窜。疾病剧烈的人，不能多进食，身体痛而重，正常的津液匮乏必定虚烦，膀胱无尿可利，自然小便不利了。这些综合症状表现，就是黄汗病，必用桂枝加黄芪汤（主之）。

桂枝加黄芪汤方

桂枝　芍药各三两　甘草二两　生姜三两　大枣十二枚　黄芪二两

上六味，以水八升，煮取三升，温服一升，须臾饮热稀粥一升余，以助药力，温服取微汗；若不汗，更服。

该方服法与桂枝汤一样，需要药后饮热稀粥以助药力，取微汗，所以我们可以看出桂枝加黄芪汤就是桂枝汤加了补血气的黄芪，生姜微发汗祛除肌肤腠理的废水，黄芪补血气提升津液配额，从根本上治疗黄汗病，顺便再重复一下，芍药也是补血气的，与黄芪一起补血而增加津液配额，汗出减少，废水也会减少。

桂枝加黄芪汤临床上常常用于身重两胫冷的自汗、盗汗，特别是吃饭就流汗的患者，此方用之如神。该方还常用于肿瘤患者后期的疲乏困重，对放化疗后身体重痛、倦怠乏力，收效迅捷。在治未病方面，该方可以降低黄汗患者发生肿瘤（恶疮）的几率，值得研究。

十二、气分病桂枝去芍药加麻黄细辛附子汤证

"师曰：寸口脉迟而涩，迟则为寒，涩为血不足。趺阳脉微而迟，微则为气，迟则为寒。寒气不足，则手足逆冷；手足逆冷，则荣卫不利；荣卫不利，则腹满肠鸣相逐，气转膀胱，荣卫俱劳。阳气不通即身冷，阴气不通即骨疼；阳前通则恶寒，阴前通则痹不仁。阴阳相得，其气乃行，大气一转，其气乃散。实则失气，虚则遗尿，名曰气分"。

这条阐述了气分病的脉证机制，寸口脉迟，是寒邪于内，寸口脉涩，是血不足；同理，趺阳脉迟也是寒邪于内，趺阳脉微，则是气虚（即血气中属于体能的部分虚少），就是我们《伤寒论》中说的少阴病的体能低下。内有寒邪且血气不足，自然末梢循环不好，四肢逆冷，而从四肢逆冷可以看到，因为血（荣）不足，津液（卫）的配额就会减少，津液就不与之平衡匹配，就会出现荣卫不利，表现在里（腹部），不匹配的津液成为废水（水气病）自然就会腹满肠鸣。与血气不匹配的水气废水停留在腹部（膀胱是指小腹部位，如桃核承气汤证的热结膀胱，瘀血结在腹部），荣血本就虚少，不匹配的津液也成了废水、水气，所以荣卫俱劳。津液（阳气）不达于表，自然就身冷畏寒，血虚血寒（阴气）就会骨头关节疼痛。"阳前通则恶寒，阴前通则痹不仁"。这里的"前"，应该是通"剪"才能符合逻辑，《说文解字》里"剪"解释为"齐断也"，前通，其实是不通，就是断绝流通的意思，如果津液（阳）断绝流通了，人自然就会恶寒，如果不用通假字来理解，津液前面是通达的，不可能反而恶寒。同理，如果血气（阴）断绝流通了，那么人就会感觉骨头

关节疼痛、麻木不仁。只有阴阳平衡，血气与津液均充盈且匹配，才能荣卫正常流动，荣卫通利，水气寒邪自然就消除散掉。"实则失气，虚则遗尿"，这里的"失"通"矢"，就是说水气废水与寒邪结于肠道成有形之物（实），就会腹满肠鸣，放屁连连（矢气），寒邪水气结于无形（虚），可能就不会肠鸣腹满，但是会出现遗尿不禁的症状，这就是"气分病"。

条文描述比较繁杂，简单总结一下，气分病就是血气虚兼寒邪于内，荣卫不利、寒水互结，可以出现四肢逆冷、腹满肠鸣、骨节疼痛、肢体麻木以及矢气、遗尿的临床症状。

气分下面有两个经方，一个是桂枝去芍药加麻黄细辛附子汤，紧跟着与重复症状描述的经方是枳术汤。许多医家认为 31 条的"气分，心下坚，大如盘，边如旋杯，水饮所作"是错简，本人的理解也是这样的。我临床理解是前面 30 条已经描述了气分病的成因及脉证，那么紧跟着就应该是治法方药，所以应该是"气分，桂枝去芍药加麻黄细辛附子汤主之"，当然这仅代表我的临床理解与使用。我们来学习一下这个气分病的经方。

桂枝去芍药加麻黄细辛附子汤方

桂枝三两　生姜三两　甘草二两　大枣十二枚　麻黄　细辛各二两　附子一枚（炮）

上七味，以水七升，煮麻黄，去上沫，内诸药，煮取二升，分温三服，当汗出，如虫行皮中，即愈。

桂枝去芍药加麻黄细辛附子汤是由治疗胸满的桂枝去芍药汤与少阴病血虚水饮、体能低下的麻黄附子细辛汤合方而成，既然气分病是血气不足（脉涩；脉微）、废水多与寒邪（脉迟）互结于内，水气凌心，必有心悸或胸满，这是桂枝去芍药汤证。血气虚体能低下，少阴病，附子补充血气，肢冷畏寒得解（如芍药甘草附子汤治疗"虚故也"的恶寒）。细辛逐饮，自然可以治疗肠鸣肢冷，麻黄开毛孔，把寒邪及体表的废水发之。血气得补，水饮得化，寒邪得驱，诸症得治。

临床上，该方常用于血气虚、寒水互结的风湿性心脏病、肺源性心脏病、心力衰竭所致水肿、肝腹水、心动过缓、窦房结传导阻滞等疾病，同时对风湿骨病也有较好的治疗效果。

十三、水痞枳术汤证

"心下坚，大如盘，边如旋盘，水饮所作，枳术汤主之"。

正因为该条的合理存在，且药证相符，所以我们才有理由认为31条的"气分，心下坚，大如盘，边如旋杯，水饮所作，桂枝去芍药加麻辛附子汤主之。"在"气分"之后的"心下坚，大如盘，边如旋杯，水饮所作"是错简。这里就不再赘述，还是先看看枳术汤的药物组成吧。

枳术汤方

枳实七枚　白术二两

上二味，以水五升，煮取三升，分温三服，腹中软即当散也。

心下坚，水饮所作，水饮停胃，大如盘，非恶性肿瘤那么形态浸润不齐，所以边界整齐，边如旋盘。白术把废水（水饮）往下拖入膀胱或肠道排出体外，枳实治疗下重（如四逆散），换一种说法就是加强平滑肌收缩力量，帮助挤压排出水饮。白术、枳实合力解决停于心下（胃）的水饮（其实临床上也可治停于肠道、肠间的水饮），自然心下坚、大如盘、边如旋盘得解。

临床上枳术汤常用于胃扩张、胃瘫、胃下垂、胃神经官能症、子宫脱垂以及直肠脱垂、肛门下坠，肝硬化肝大、脾大也可以辨证使用。

黄疸病脉证并治第十五

一、黄疸病的脉证、分类、治则、预后

（一）黄疸病的脉证

"寸口脉浮而缓，浮则为风，缓则为痹，痹非中风；四肢苦烦，脾色必黄，瘀热以行"。

这条从脉象上叙述黄疸病的机制，寸口脉浮，有表证，所以说浮则为风，古人认为风为热邪，这里脉浮表示有热。寸口脉缓，属于痹症，为了区别太阳中风的脉浮缓，仲圣特别指出，这里脉缓不是太阳中风，仅仅是有湿的脉象。那么寸口脉浮而缓，就是有湿热之邪的意思；湿热困脾，而脾主四肢，所以四肢苦烦，瘀热在里，熏蒸肌肤，患者一身尽黄，所以脾色必黄。这个脏腑辨证比较明显，我们可以用扬弃的态度学习，不必过于纠结黄疸成因的论述，最终还得随证治之。

（二）黄疸病的分类

"趺阳脉紧而数，数则为热，热则消谷，紧则为寒，食即为满。尺脉浮为伤肾，趺阳脉紧为伤脾，风寒相搏，食谷即眩，谷气不消，胃中苦浊，浊气下流，小便不通，阴被其寒，热流膀胱，身体尽黄，名曰谷疸。额上黑，微汗出，手足中热，薄暮即发，膀胱急，小便自利，名曰女劳疸，腹如水状，不治。心中懊憹而热，不能食，时欲吐，名曰酒疸"。

这条对黄疸进行了分类，根据成因分为谷疸、女劳疸及酒疸。

首先是论述谷疸，趺阳脉是候胃气的，即候脾胃，脉数为有胃热，所以消谷善饥容易饿，脉紧表示脾有寒，运化不好，所以吃多了就腹满，相当于我们常说的胃热脾寒。接下来的"尺脉浮为伤肾，趺阳脉紧为伤脾"是穿插进来的鉴别诊断解释，如果尺脉浮（弱），是伤肾了，属于女劳疸的脉象，而趺阳脉紧是寒伤脾，才是谷疸的脉象。条文回归继续对谷疸的阐述，风（热邪，胃热）寒（脉紧，脾寒）相搏，即胃热脾寒，中焦运化失司，吃了东西反而助长浊气，水湿上冲出现头眩。脾寒自然消化受阻，胃肠浊气往下重坠，湿热熏蒸，小便不利，所以小便不通。"阴被其寒"，这里的阴应该是指太阴脾，脾寒就会生湿，湿郁化热，流于膀胱造成小便不利，就会使得湿热无法从小便排泄出去，郁滞于体内熏蒸造成全身尽黄的症状，这就是谷疸的成因。

然后论述女劳疸的症状表现及不治的重症，额上黑，肾虚；阴血虚，不匹配的津液自然会汗出而去，血虚自然四肢苦烦热，暮即发作，血气不足，津液配额不足，所以会出现"饮一溲一"的膀胱急、小便自利，这就是女劳疸。后面特别强调，"腹如水状，不治"。仲圣认为如果肾虚的问题发展到后期，出现腹如水状，相当于现代的腹水这种情况，表明病入膏肓，所以仲圣说不治。当然临床上根据具体症状，我们该治还得治，随证治之就好。

最后表述的酒疸症状，心中郁闷不宁烦热，不能吃东西，应该是食管及胃部损伤，酒精浸淫时常欲吐干哕，这就是酒疸。酒鬼嗜酒的临床表现，现代人都很熟悉，就不多说了。

"阳明病，脉迟者，食难用饱，饱则发烦头眩，小便必难，此欲作谷疸。虽下之，腹满如故，所以然者，脉迟故也"。

本来阳明病应该有阳明病的表现，比如发热不恶寒、大汗出、消谷善饥等症状，而且阳明病应该脉洪大或脉滑，可是条文叙述的患者反而脉迟，这就与阳明病的脉象不相符了。一般来说，脉迟为寒，结合前面谷疸的论述"紧则为寒，食即为满"，可以得知患者必有脾寒。所以患者不敢吃多了，吃多了会"食谷即眩，谷气不消，胃中苦浊，浊气下流，小便不通"，这些都是前面谷疸已经阐述过了，这就是要发展为谷疸的表现了。"虽下之，腹满如故"。如果因为患者腹满而按照阳明病用下法来治疗的话，下后并不能解决湿热郁滞问题，所以患者还是会觉得腹满如故。"所以然者，脉迟故也"。仲圣解释道，患者的脉象与阳明病的脉象不同，患者是迟脉而非阳明病的洪大脉，不能用下法，需要解决脾寒问题。

"夫病酒黄疸，必小便不利，其候心中热，足下热，是其证也"。

这条论述的是酒疸的症状反应。如果患者得的是酒疸，就会有小便不利，还有心中热、足下热的证候。

（三）黄疸病的治则

"酒黄疸者，或无热，靖言了了，腹满，欲吐，鼻燥，其脉浮者先吐之，沉弦者先下之"。

这条是对酒疸证治的进一步补充，上面已经说了，酒疸患者小便不利，湿热无排出的通道，郁滞体内就会发黄，心中热、足下热。这条表现的湿热没有前面描述的严重，可能没有心中热、足下热，无神昏谵语，说话清楚"靖言了了"，但是脾寒明显，腹满胀，干哕欲吐，唯一明显的热象就是鼻腔干燥。仲圣治则：脉浮者，病邪欲上解，用吐法；脉沉者，病邪欲下解，用下法，根据躯体发出的解病指征因势利导。这里我们要注意到，仲圣在用吐法和下法时，都特别用了一个"先"字，意思是说用吐法和下法也可能不能够保证排出湿邪热邪，后面还需要根据吐法、下法之后患者的具体症状表现再随证治之。

"酒疸，心中热欲吐者，吐之愈"。

酒疸出现心中热，而且干哕欲吐，说明病邪欲上解，顺应机体抗病模式，吐了就好了。

"酒疸下之，久久为黑疸，目青面黑，心中如啖蒜齑状，大便正黑，皮肤爪之不仁，其脉浮弱，虽黑微黄，故知之"。

这条阐述的是，医生没有因势利导，不当用下法的，误治下之后，没有将湿热排出体外，久久不愈，反而变成了黑疸。患者表现为眼眶发青，面部发黑，其实这里的青和黑都是黑色的意思，就是说误用下法，患者面目发黑。"心中如啖蒜齑状"，蒜齑是捣碎的大蒜，心中也就是胃的贲门及食管部位，"心中如啖蒜齑状"意思就是胃和食管下段就像吃了捣碎的大蒜一样灼烧、火辣辣的感觉，烧心。大便正黑应该是上消化道出血的表现，爪之不仁应当是患者用手抓挠皮肤对痛痒不敏感，发木的感觉。浮脉表明病邪在上在外，应该用吐法，而医生用泻下法就应该是误治了。同时患者的脉弱，说明患者的津液被下法损伤了，所以变成了脉弱。"虽黑微黄，故知之"。这句话特别提醒，酒疸被误治后变成的黑疸与女劳疸是有明显区别的，虽然两者都有面色发黑的症状，但酒疸误下后变成的黑疸虽然面目发黑，同时有微黄，也就是说这个黑疸是由酒疸误下而来的，是本来有发黄的基础面色，误下变成面目发黑带微黄，而女劳疸则是额上黑而一身尽黄，必须分清"知之"。

"病黄疸，发热烦喘，胸满口燥者，以病发时，火劫其汗，两热所得。然黄家所得，从湿得之。一身尽发热而黄，肚热，热在里，当下之"。

这条首先描述了黄疸患者现在的症状，发热、心烦、喘，胸闷口燥，这些症状都是热证的表现。一般来说，黄疸患者虽有湿、热，但一般不会严重到同时出现这么多热证表现。所以条文接下来说了，这是"以病发时，火劫其汗"形成的局面。医生没有精准辨证患者的热证表现与黄疸有关，而误认为是外感发热，选择用汗法来治疗，火劫其汗，用艾灸、温针或熏法来强发汗，属于误治，患者本来就有湿热表现，又有火劫误治，两热胶着出现上述系列症状。"然黄家所得，从湿得之"。从这一句就应该知道黄疸患者体内一定有湿，没有湿是不会出现身体发黄的。现在患者经过火劫其汗的误治，表里俱热，仲景的描述是"一身尽发热而黄，肚热，热在里"。"一身尽发热"说明患者全身都发热，而且发黄。肚热，强调腹部发热更严重，腹部属里，所以仲圣说热在里。仲圣最后给出了治法"当下之"，就是讲必须用下法除湿泻热。

"脉沉，渴欲饮水，小便不利者，皆发黄"。

脉沉主水，也主里，渴欲饮水说明湿热熏蒸，喝水多反而小便不利，湿热无出路，自然就发黄。

"腹满，舌痿黄，燥不得睡，属黄家"。

湿热困着中焦不畅，自然腹满，"舌"我认为是"色"字，"痿"通"萎"字，就是皮色萎黄的意思，与"阳黄"的黄如橘子色对比而言。同时患者还躁烦不得睡，这个情况也是黄疸病。

（四）黄疸病的预后

"黄疸之病，当以十八日为期，治之十日以上瘥，反剧为难治"。

这一条讲述用病程的长短来判断黄疸病的预后。古人认为治疗黄疸病，应该以十八天为一个治疗周期，一般治疗十天以上，病就会好，如果治疗了十几天但是病反而越来越严重，就说明这个黄疸病属于难治，预后差。相当于西医学的急性肝炎与慢性肝炎，黄疸急性发作期就抓紧正确治疗的话，治愈就比较容易，如果耽误成慢性肝炎了，就很难治了。

这里闲聊一下关于为什么"黄疸之病，当以十八日为期"，古代医家认为，黄疸与湿有关，而湿与脾有关，脾土在自然气候中，最旺的时候是四季之末的各十八天，那么趁着这十八天脾土最旺的时候来治疗脾相关的病，是顺应了天时，按照天人合一的理论，是容易治愈的。这就是条文里说"黄疸之病，当以十八日为期"的理论依据。不过临床上不能过于拘泥于这些五运六气、天人相应理论，因为毕竟不可能每个人发生黄疸病都刚好在脾旺的十八天，所以学习条文的重点内容，就是得了黄疸病要抓紧治疗，精准辨证，不要耽误成慢性病了，延误患者的健康恢复。

"疸而渴者，其疸难治；疸而不渴者，其疸可治。发于阴部，其人必呕；阳部，其人振寒而发热也"。

这条是根据表里病位来判断黄疸病的预后，黄疸伴口渴，病在里，阳明口渴，"发于阴部"是指看不见的脏腑部位，比如脾胃部位，所以还伴随呕吐，这个属于难治；黄疸不渴，在表不在里，"阳部"指看得见的体表部位，表证自然就恶寒发热，这种黄疸病就好治疗。

二、谷疸茵陈蒿汤证

"谷疸之为病，寒热不食，食即头眩，心胸不安，久久发黄为谷疸，茵陈蒿汤主之"。

条文首先直接告诉大家，这是谷疸，接下来描述谷疸的症状表现：发热恶寒，没有胃口，不想吃东西，吃东西就会头昏目眩，而且患者心胸部不舒服，可能心慌、心悸或胸闷，时间久了患者就会身体发黄形成谷疸，仲圣给予茵陈蒿汤治疗。

茵陈蒿汤在《伤寒论》中阳明病篇也有出现：

236条：阳明病，发热汗出者，此为热越，不能发黄也；但头汗出，身无汗，剂颈而还，小便不利，渴引水浆者，此为瘀热在里，身必发黄，茵陈蒿汤主之。

260条：伤寒七八日，身黄如橘子色，小便不利，腹微满者，茵陈蒿汤主之。

从这两条可以看出，谷疸除了"寒热不食，食即头眩，心胸不安，久久发黄为谷疸"之外，还有但头汗出、身无汗、小便不利、口渴以及腹满胀，正因为汗出不畅，小便不利，湿热郁蒸体内无从排泄，才会出现黄疸，另外谷疸的发黄是颜色鲜艳如橘子色，就是后世医家所说的阳黄，需要注意。

茵陈蒿汤方

茵陈蒿六两　栀子十四枚（擘）　大黄二两（去皮）

上三味，以水一斗二升，先煮茵陈减六升，内二味，煮取三升，去滓，分三服。小便当利，尿如皂荚汁状，色正赤，一宿腹减，黄从小便去也。

茵陈是退黄、清利湿热的要药；大黄治疗小便不利，同时治疗腹满；栀子治疗心胸不安系列症状，如栀子豉汤的心中懊憹、胸中窒。整体方证治疗谷疸，症状如上描述。

临床上茵陈蒿汤常用于甲肝、新生儿黄疸、胆红素增高等，效果很好。

三、黑疸（女劳疸）硝石矾石散证

"黄家，日晡所发热，而反恶寒，此为女劳得之。膀胱急，少腹满，身尽黄，额上黑，足下热，因作黑疸。其腹胀如水状，大便必黑，时溏，此女劳之病，非水也。腹满者难治。硝石矾石散主之"。

硝石矾石散方

硝石　矾石烧，等份

上二味，为散。以大麦粥汁和服方寸匕，日三服，病随大小便去，小便正黄，大便正黑，是候也。

一般来说，阳明湿热的黄疸病（谷疸），会在黄昏的时候出现发热的情况，而黑疸（女劳疸），在黄昏的时候不是发热，反而恶寒，开篇就描述了湿热黄疸（谷疸）与黑疸的区别，直接告诉大家这个黄疸病是女劳造成的。接下来仲圣补充了其他的症状表现：膀胱急迫想排尿，少腹满胀，一身都发黄，同时特别强调了与其他黄疸病不同的是，患者额头呈黑色，这是黑疸的特有指征。足下热，患者应该有瘀热在里。腹胀如水状，注意这里的"如"，表示只是像，有如水气病一样腹胀，但并不是水气病，所以后面补充道"此女劳之病，非水也"。仲圣判断这是个女劳疸而兼有腹胀，是瘀血证，并不是水气病，所以非常肯定地说大便会是黑色的，还时时大便稀溏，与临床上的上消化道出血、柏油样便症状一样。女劳疸同时出现腹满胀就难治。仲圣给出的治疗经方是硝石矾石汤。

硝石矾石散由硝石和煅烧过的矾石等量研粉混合即成。这两味都是矿物，恐伤胃气，因此用量很少，每次只服方寸匕，大约 1.5 克，每天三服，另外用大麦粥汁送服（"上二味，为散，以大麦粥汁和服方寸匕，日三服"），保护胃气。所以严格来说，硝石矾石散应该是三味药，硝石软坚通便逐瘀、止血除满，矾石消利水湿，大麦养胃气，和缓硝石、矾石对脾胃的损伤。

这里想提醒一下，硝石矾石散重点是消除黑疸的黑大便、少腹满、膀胱急的瘀血证，不能彻底解决女劳疸的根本问题，并不是只用硝石矾石散就一方统死吃到底，最后还是要补虚劳的。另外方后注"病随大小便去，小便正黄，大便正黑，是候也"，可以看出，吃了硝石矾石散以后，会出现小便黄、大便黑的情况，是药后排出瘀热的正常反应，同时应该与硝石、矾石在体内的反应颜色有关，停药后应当恢复常态。

黑疸与西医学的肝硬化、肝癌的身黄面黑、少腹满、手足心热以及门脉高压造成的上消化道出血的黑大便非常相似，所以硝石矾石散临床常常用到。另外，门纯德老先生用硝石矾石散治疗胰腺癌肝脾肿大、腹水及黄疸指数超高的临床案例，效果非常显著，值得参考。

四、酒疸栀子大黄汤证

"酒黄疸，心中懊侬，或热痛，栀子大黄汤主之"。

酒疸在本篇的第二、四、五、六、七条都已经提到，我们也在前面作了解读学习。

酒黄疸（酒疸）是因饮酒过度，湿热郁滞脾胃而成，这里的"心中懊侬"包含了两个内容，首先就是第二条的"心中懊侬而热，不能食，时欲吐"，第六条的"欲呕者"，胸中不舒、恶心欲吐的症状明显；其次是长期酗酒，损伤食管下段，出现胸中部位灼烧的感觉，如第四、第六条的"心中热"、第七条的"心中如啖蒜齑状"，这个也是定义酒黄疸的重要指征。条文的"或热痛"，也是长期酗酒对食管下段造成损伤，出现食管热痛的症状。另外条文有隐藏症状，就是患者应当有小便不利，就是小便黄少，第四条明确指出"夫病酒黄疸，必小便不利"。另外患者还有腹满症状，仲圣与方栀子大黄汤治疗。

栀子大黄汤方

栀子十四枚　大黄一两　枳实五枚　豉一升

上四味，以水六升，煮取二升，分温三服。

栀子治疗胸中窒，心中懊恼，就是所有食管部位的不适，包括食管热痛；豆豉也可以保护食道黏膜。大黄治疗小便不利，同时治疗腹满。枳实治疗下重，酗酒的人都会排便不爽、后重感，枳实也协同大黄治疗腹满。整体方证应对酒黄疸的系列症状，方证药证对应，效果可以预判。

栀子大黄汤除了治疗酗酒造成的酒黄疸外，临床上治疗胃食管反流、食道炎、失眠等，符合方证药证，效果很好。

五、水气病见身黄桂枝加黄芪汤证

"诸病黄家，但利其小便。假令脉浮，当以汗解之，宜桂枝加黄芪汤主之"。

条文指出，一般黄疸病都是利小便来消除黄疸，但是脉浮的，机体欲汗解，可以选择桂枝加黄芪汤。该条症状描述简单，有许多隐藏症状，需要兼顾水气病篇的黄汗病症状表现，如两胫自冷；食已汗出，又身常暮盗汗出者；腰髋弛痛，如有物在皮中状，剧者不能食，身疼重，烦躁，小便不利，等，这些症状都是选择桂枝加黄芪汤来治疗该型黄疸的使用指征。

六、血虚血瘀的瘦人萎黄猪膏发煎证

"诸黄，猪膏发煎主之"。

这条要特别提醒一下，这里的诸黄用猪膏发煎，是符合猪油、乱发药证的诸多萎黄，才用猪膏发煎，不可能所有的黄疸病都用猪膏发煎啊！否则那么多黄疸的经方拿来干嘛？！

猪膏发煎方

猪脂半斤　　乱发如鸡子大三枚

上二味，和膏中煎之，发消药成，分再服。病从小便出。

乱发，我们在前面的《消渴小便不利淋病脉证并治》篇就学习了，可以化瘀、止血、利小便；猪油，补虚、润肠通便，可以肥人，那么猪膏发煎就适合血虚血瘀的瘦人，症见大便干结、黑大便、小便不利、肌肤甲错的皮肤萎黄、晦暗的患者，临床可用于上消化道出血、纵欲过度的萎黄患者。

七、小便不利的黄疸茵陈五苓散证

"黄疸病，茵陈五苓散主之"。

茵陈蒿末（十分）　五苓散（五分）

上二物和，先食饮方寸匕，日三服。

这条也是笼统地说了黄疸病用茵陈五苓散，没有其他症状描述，我们临床上应用茵陈五苓散，需要结合五苓散证来找使用指征，因为大家都知道茵陈是退黄的药物，患者发了黄疸，肯定是需要用到茵陈的，而兼备了五苓散证，就用茵陈五苓散了，如发黄同时兼见发热、头痛，或头眩、烦躁不得眠，或小便不利、消渴以及水逆（水入口即吐）等，也就是说五苓散证加上发黄，我们就可以锁定使用茵陈五苓散了。

用通俗一点的语言表达，就是湿重于热的黄疸，茵陈五苓散首选。临床上常用于乙型肝炎、丙型肝炎等慢性肝病，收效甚佳。也有医家把栀子大黄加上（有版本是茵陈蒿汤合五苓散）治疗戊型肝炎，消除超高胆红素，效果奇佳。

八、阳明病黄疸大黄硝石汤证

"黄疸腹满，小便不利而赤，自汗出，此为表和里实，当下之，宜大黄硝石汤"。

大黄硝石汤方

大黄　黄柏　硝石各四两　栀子十五枚

上四味，以水六升，煮取二升，去滓，内硝，更煮取一升，顿服。

这条讲述，黄疸患者腹胀满，小便不利发红，自汗，这是典型的阳明病里实证，无表证，应当用下法，建议使用大黄硝石汤。大黄治疗腹满大便难，同时治疗小便不利；栀子除烦，与黄柏一起祛除湿热黄疸；芒硝（即硝石）除潮热并通便，全方相当于栀子柏皮汤与调胃承气汤合方，通便利尿祛除黄疸，共治该型阳明湿热黄疸。

九、黄疸误治而哕小半夏汤证

"黄疸病，小便色不变，欲自利，腹满而喘，不可除热，热除必哕。哕者，小半夏汤主之"。

这条是告诉大家，黄疸病如果小便不黄或不红，颜色清澈，还想腹泻，自觉腹胀，还喘，这种情况的黄疸是湿重于热或者只有湿而无邪热，是不能除热的，如果除热误治，就会哕逆，哕逆就用小半夏汤治疗。小半夏汤在《痰饮咳嗽病脉证并治》篇治疗心下支饮，在《呕吐哕下利病脉证治》篇治疗诸呕吐，谷不得下者，由半夏、生姜组成，都是治疗呕吐的，半夏还治疗心下支饮。

小半夏汤方

半夏一升　生姜半斤

上二味，以水七升，煮取一升半，分温再服。

特别强调一下，小半夏汤是治疗哕逆的，不是治疗黄疸的，相信大家都很清楚的。

十、黄疸见腹痛呕吐柴胡汤证

"诸黄，腹痛而呕者，宜柴胡汤"。

仲圣在本条写的是黄疸病兼见腹痛呕吐的，宜柴胡汤，而林亿在收集整理《金匮要略》的时候，在条文后加了一条注：必小柴胡汤。我认为仲圣的意思是，遇到发黄且腹痛呕吐的，可以根据具体情况，酌情选用大柴胡汤或小柴胡汤，一定要根据患者的具体症状来选择，而不能直接排除大柴胡汤指定用小柴胡汤，如果呕而心下急，或按之心下满痛者，腹痛较巨者，肯定用大柴胡汤，比如临床上常见的胆囊炎、胆结石以及胰腺炎等，大柴胡汤机会更多；如果食欲差（人参证），嗜卧等兼见黄疸者，可用小柴胡汤，小柴胡汤证的患者腹痛没有那么急迫。

十一、虚劳发黄小建中汤证

"男子黄，小便自利，当与虚劳小建中汤"。

小建中汤方

桂枝三两，去皮　甘草三两，炙　大枣十二枚　芍药六两　生姜二两　胶饴一升

上六味，以水七升，煮取三升，去滓，内胶饴，更上微火消解。温服一升，日三服。呕家，不可用小建中汤，以甜故也。

很明显，这里仲圣只描述男子发黄，没有提黄疸，而且紧接着告诉大家，小便是通利的，不应该是黄疸，因为在小便自利的情况下，是极少出现黄疸的，前面学习了的谷疸、酒疸都有小便不利的症状，而小便自利的疸病就只有女劳疸。所以条文开篇用"男子黄"而不说"诸黄""黄疸"，表明该条说的发黄是虚劳发黄的情况。当然对女劳疸以及产后血虚、放化疗后虚弱发黄等，也都可以使用，毕竟房劳、失血等也是虚劳的成因之一。另外，所有的虚劳而发黄，都是萎黄，而眼睛不会发黄，都可以用小建中汤来补虚劳。血气补起来了，萎黄自然就痊愈了。

附方的"瓜蒂汤"无方证及药物组成记录，而《千金》麻黄醇酒汤有方无具体详细症状表现，且本人无临床运用实践，不做臆测。

惊悸吐衄下血胸满瘀血病脉证治第十六

一、脉证概述、疾病成因、预后及治法规范

该篇的内容庞杂繁多，涵盖了惊、悸、吐血、衄血、下血、胸满以及瘀血，这些内容中除了胸满是症状而不是病名之外，其他的几个都是中医的病名。由于这些病证都与血气有关，所以仲圣就将其放在同一篇中论述。

"寸口脉动而弱，动即为惊，弱则为悸"。

惊和悸，我们平常总是放在一起来说的，其实惊与悸有明显区别。惊是惊恐、惊慌，易受惊吓，比如胆小易惊，甚至睡眠浅，一丁点声音就惊醒了；而悸主要指心悸动的症状，包括了心跳过快的心悸，同时也涵盖心跳过于缓慢出现的心悸症状，我们后面的方证会详细讲到。

先回到条文中来，该条用脉象来定义惊悸，寸口脉动而弱，分别定义惊与悸，而脉动而弱又放在一起，就是告诉大家惊与悸很多时候会同时出现。脉动，就是脉搏跳动没有规律，因为惊则气乱，气乱则脉搏没有规律的跳动（脉动），所以仲圣说动即为惊。脉弱是指脉搏跳动得无力，血气亏虚脉管不充盈就会脉弱。血气不足，就会产生心悸，或者疾行则喘喝，所以仲圣说弱则为悸。当然还有水饮引起的心悸，不过血虚始终是根源。

"师曰：尺脉浮，目睛晕黄，衄未止。晕黄去，目睛慧了，知衄今止"。

这是对鼻衄的脉证预判，看看就可以了。尺脉对比寸关脉而言，一般都是偏沉的，如果尺脉浮了，说明津液欲外越，眼白会如月晕一般发黄（黑睛与白睛交界处发黄，不是黄疸那样整个白睛发黄），这种情况下可以预判鼻衄还不会马上痊愈。如果目睛晕黄消失了，且视物清晰了，就知道鼻衄很快就会痊愈。

"又曰：从春至夏衄者太阳，从秋至冬衄者阳明"。

这里的鼻衄属性判断，有两层意思，首先有极大可能该条是其他作者加注，这里的太阳阳明是经络概念，不是六病（六经）归属。从经络层面来看，手、足太阳经和手、足阳明经这四条经络，都是要经过鼻子的，所以作者认为鼻衄与太阳经和阳明经都相关，春天到夏天的鼻衄，是手足太阳经问题，而秋天到冬天的鼻衄是手足阳明经的问题。

但是我们从伤寒论的六经辨证来看，也可以理解这个归属判断，首先，太阳是指津液充沛，《伤寒论》第46条"太阳病，脉浮紧，无汗发热，身疼痛，八九日不解，表证仍在，此当发其汗。服药已微除，其人发烦目瞑，剧者必衄，衄乃解。所以然者，阳气重故也。麻黄汤主之"可以看出，鼻衄是"阳气（津液）重故也。麻黄汤主之"，津液太充沛了，想冲出体内，而毛孔闭塞不得越，就只有从薄弱的鼻黏膜处破壁而出，就会鼻衄，那么仲圣就用麻黄打开毛孔，让津液外越，衄乃愈。然后我们再看看《伤寒论》中关于阳明病鼻衄的论述：第207条"阳明病，口燥，但欲漱水，不欲咽者，此必衄"

告诉大家，口干舌燥属于阳明病，但是只想漱口一下却不想吞下去，这是瘀血的表现！就在本篇的第十条"病患胸满，唇痿舌青，口燥，但欲漱水不欲咽，无寒热，脉微大来迟，腹不满，其人言我满，为有瘀血"就有明示。所以严格来说，条文中"从秋至冬衄者阳明"应当是"阳明夹瘀证"。这些归属判断，并不是一成不变的石板定论，具体在临床上还是得根据其他的具体症状反应来随证治之。

"衄家不可汗，汗出必额上陷、脉紧急，直视不能眴，不得眠"。

这条讲的是长期鼻衄（衄家）的人，禁忌汗法，因为衄家血气虚，配额的津液也自然少，如果再发汗，就会大肉脱失，即"额上陷"，同时因为阴血津液都匮乏而脉搏不柔和发紧，同时脉率急快，相当于西医学的心衰脉率，丢失阴血及津液，眼睛直视不能转动，津液耗损导致血气流溢，自然就不得眠，血虚则眠差。

"患者面无色，无寒热，脉沉弦者，衄。浮弱，手按之绝者，下血。烦咳者，必吐血"。

所有失血患者，都会面无血色（面无色），强调无寒热，是告诉大家血证不属于外证，不恶寒发热。脉沉而弦者，当属内伤衄血，与"阳气（津液）重故也。麻黄汤主之"的外感鼻衄不一样。浮弱脉手按压就没有脉了，血气虚与津亏同时出现，当是下血证。脉浮弱手按压脉绝的患者，如果没有下血证，多半会心烦咳嗽，必定会吐血。这条是脉法判断吐、衄、下血的大致论述，也是教大家望诊与脉诊的经验，临床可以多多验证。

"夫吐血，咳逆上气，其脉数而有热，不得卧者，死"。

这条讲了吐血的预后，吐血伤了阴血，血虚匹配的津液就少，肺燥则咳逆上气，脉管的津血亏少，犹如发动机空转，自然就会心跳加速而脉数。这里的"有热"就是指有汗出（古人往往认为汗出是热，下利是寒），是因为失血造成血气虚，津液配额就少，为了"阴阳乃复"，不匹配的津液就会发越而出，所以汗出。血气虚则不得卧，这个就不多讲了，百合地黄汤证、黄连阿胶汤证等都可见，本篇第四条的衄家发汗伤津动血也可以不得眠。那么仲圣预判，吐血者，津血损伤严重，出现咳逆上气、脉数汗出、血虚不得卧者，预后极差，很可能死亡，临床需要引起警惕。

"夫酒客咳者，必致吐血，此因极饮过度所致也"。

长期喝酒的人，出现咳嗽，很容易导致吐血，这是因为过度饮酒，损伤肺络造成的。所以我认为这个吐血，也可能是咳血，也可能损伤了胃而呕血，但是仲圣没有用呕字，大概率是咯血或咳血。临床上长期酗酒患者的吐血，使用金匮泻心汤几率极大，大家随证治之。

"寸口脉弦而大，弦则为减，大则为芤，减则为寒，芤则为虚，寒虚相击，此名曰革，妇人则半产漏下，男子则亡血"。

这条论述的是亡血虚寒的脉象，与《血痹虚劳病脉证并治第六》篇中的第12条几乎是一模一样的，只是在最后"男子则亡血"的描述后去掉了"失精"二字，这个可能是因为本篇重点论述亡血，故而把失精这个描述去掉，避免搞得太复杂了的缘故。我们回顾一下《血痹虚劳病脉证并治第六》篇的第12条"脉弦而大，弦则为减，大则为芤，减则为寒，芤则为虚，虚寒相搏，此名为革。妇人则半产漏下，男子则亡血失精"，大家一看便知。

首先，该文详细地描述了革脉的定义，即革脉就是弦而大的脉象，需要注意的是，革脉的弦，与少阳病的脉弦有相同之处，即津液匮乏的一种脉象。但是这里又特别说了"减则为寒"，是强调虚寒，因为津血虚而致虚寒，这种"减则为寒"的弦脉是主寒的。阳明病的大脉应该是洪大有力的脉象，但革脉的大，大而中空，所以说"大则为芤"，这种脉象是主虚的脉象，血虚津亏。这两种脉象合在一起就是革脉，相当于既虚又寒的脉象，表示患者存在血气虚、津液亏损同时还存在虚寒。出现革脉，如果是女子，则会半产漏下，就是流产或堕胎，或月经不规则，崩漏，等等。如果是男子出现革脉，就表示有亡血（失精）。

"亡血不可发其表，汗出即寒栗而振"。

这条与本篇第四条"衄家不可汗，汗出必额上陷脉紧急，直视不能眴，不得眠"有相似之处，血虚不可发汗，与《伤寒论》太阳病篇的第87条"亡血家，不可发汗，发汗则寒栗而振"一模一样，亡血的患者，本身就血气不足，匹配的津液自然就少，如果再发汗，更进一步损耗津液，就会恶寒（虚故也），皮肤起鸡皮疙瘩（粟），如同打寒战一样的震颤。

"病患胸满，唇痿舌青，口燥，但欲漱水，不欲咽，无寒热，脉微大来迟，腹不满，其人言我满，为有瘀血"。

我们在学习本篇第三条的时候就附带提出了本条，典型的瘀血脉证。患者胸满，不一定是瘀血造成的，但是口唇干裂、枯萎无华，舌头青紫，那么瘀血的可能性就大了。同时口燥但欲漱水不欲咽，这个就是典型的瘀血指征了，仲圣接着补充了更有力的证据，本来腹部看上去不胀满，患者自觉腹满，这是瘀血结于少腹的表现。无寒热，排除外证，而脉微大来迟，就是脉细微，血虚脉，脉大而空，有如芤脉，同样的血虚，脉迟为寒，同时兼见脉芤血虚，虚寒交集必会瘀血，所以"脉微大来迟"就是瘀血脉象。

"病者如热状，烦满，口干燥而渴，其脉反无热，此为阴伏，是瘀血也，当下之"。

这条是鉴别热病（如阳明病）与瘀血的脉证论述，患者表现出来的是热证的症状，如烦满，口干、口渴，一派阳明病的症状反应，可是脉象却不支持热证的洪大脉、浮滑脉、数脉等，"其脉反无热"，仲圣就明示，这是阴伏。阴就是阴血，血气；伏，就是潜伏于体内，那么阴伏就是瘀血潜伏体内的意思，简言之，瘀血也，仲圣指出应该用下法，当然不是单纯的承气汤下之，而是选用诸如抵当汤、下瘀血汤、桃核承气汤以及桂枝茯苓丸、大黄䗪虫丸等下瘀血的经方。

二、血气流溢之惊狂悸桂枝去芍药加蜀漆牡蛎龙骨救逆汤证

"火邪者，桂枝去芍药加蜀漆牡蛎龙骨救逆汤主之"。

桂枝去芍药加蜀漆牡蛎龙骨救逆汤方

桂枝三两（去皮）　甘草二两（炙）　生姜三两（切）　大枣十二枚（擘）　牡蛎五两（熬）　蜀漆三两（洗去腥）　龙骨四两

上七味，以水一斗二升，先煮蜀漆减二升；内诸药，煮取三升，去滓，温服一升。本云：桂枝汤，今去芍药，加蜀漆、牡蛎、龙骨。

这条的证治写得很精简，就"火邪者"三个字，但是我们知道，这就是医生用了火劫发汗损伤了津液，同时造成血气流溢而出现的一系列症状，如心悸、惊狂、卧起不安、身体萎黄以及谵语等。《伤寒论》114 条"太阳病，以火熏之，不得汗，其人必躁。到经不解，必清血，名为火邪"，该条给火邪下了定义，《伤寒论》第 111 条"太阳病中风，以火劫发汗，邪风被火热，血

气流溢，失其常度，两阳相熏灼，其身发黄。阳盛则欲衄，阴虚小便难，阴阳俱虚竭，身体则枯燥。但头汗出，剂颈而还，腹满微喘，口干咽烂，或不大便，久则谵语，甚者至哕，手足躁扰，捻衣摸床，小便利者，其人可治"。该条就详细描述了以火劫发汗而形成血气流溢的系列症状反应，同时也给了预后好坏的预判。那么第111条的治疗用方也就是桂枝去芍药加蜀漆牡蛎龙骨救逆汤，《伤寒论》第112条就直接写到"伤寒脉浮，医以火迫劫之，亡阳，必惊狂，卧起不安者，桂枝去芍药加蜀漆牡蛎龙骨救逆汤主之"。

我们来看看该方的药证与方证，主结构是桂枝去芍药汤，治疗脉促胸满，没有芍药的桂枝治疗心悸，这个我们早有论述，如桂枝甘草汤也是治疗心下悸、欲得按者；龙骨、牡蛎补血气，以治疗惊狂等血气流溢证，在柴胡加龙骨牡蛎汤中也可见。蜀漆就是常山之苗，破结气、祛痰饮，帮助治疗惊狂谵语。全方治疗火劫造成的津液耗损、血气流溢，心悸惊狂、身体萎黄等。

临床上常用于各种原因造成的津液亏损、血气流溢所致的惊狂、心悸等证，如精神分裂症、睡眠障碍综合征、肺性脑病以及热射病、吸食毒品所致的幻听惊狂等。

三、心悸见心动过缓不欲饮半夏麻黄丸证

"心下悸者，半夏麻黄丸主之"。

半夏麻黄丸方

半夏　麻黄等份　蜂蜜二两

上二味，末之，炼蜜和丸小豆大，饮食三丸，日三服。

该条行文简洁，就"心下悸者"四个字，可能大家不好掌握使用指征。造成心下悸的原因非常多，而治疗心下悸的经方也非常多，如发汗过多引起的心下悸，用桂枝甘草汤；水饮所致的厥而心下悸，用茯苓甘草汤；头眩、身𥆧动、发热、心下悸，用真武汤，等等。但是有一点是明确的，部位是心下！与虚劳的小建中汤证、炙甘草汤证的心动悸是有部位区别的。

那么半夏麻黄丸使用指征是什么呢？

首先就是半夏证，患者不欲饮是重要的用方指征，另外可以肠鸣或屁多，

这是心下水饮或肠间水饮的临床表现。另外就是麻黄证，可以汗少，也可以有肌肉痛的表现。还有一个临床经验：心动过缓的心悸，用桂枝甘草汤、桂枝去芍药汤或炙甘草汤效果欠佳，半夏麻黄丸往往服药一天，心下悸就明显改善了。

四、吐血不止柏叶汤证

"吐血不止者，柏叶汤主之"。

条文简单直接，患者吐血，且不是偶发性的吐血，可能是吐血时间很长，所以说吐血不止，也可能是经常性吐血，久治不愈，也是吐血不止的范畴。

柏叶汤方

柏叶　干姜各三两　　艾叶三把

上三味，以水五升，取马通汁一升，合煮，取一升，分温再服。

柏叶，止血药，用于吐血、衄血及下血，这个好理解的。艾叶，温中驱寒，大家也非常熟悉，另外艾叶也是止血药，大家在后面的《妇人妊娠病脉证并治》篇的芎归胶艾汤中可以看到。而干姜，在《伤寒论》中已经学习了其补充津液的作用，如甘草干姜汤的"以复其阳（津液）"，津液不足血来补，桃花汤治疗下血就是干姜、粳米补津液，这个大家也应该容易理解的。所以吐血患者咽中干是一个使用指征。干姜还有一个作用，就是温中，在《肺痿肺痈咳嗽上气病脉证治》篇有明示，"肺痿吐涎沫而不咳者，其人不渴，必遗尿，小便数。所以然者，以上虚不能制下故也。此为肺中冷，必眩，多涎唾，甘草干姜汤以温之"，明确了干姜温中的作用。这里有一个正规医疗机构最不方便使用的药物：马通汁，它是一个止血药，也是活血化瘀的跌打损伤药，不管是马粪泡水，还是有的医家说的马尿，正规医疗机构都不可能违规使用，就后世医家变通使用童子尿，也是非常不容易破除患者心理障碍的，所以我临床上都是用三七粉替代，效果也挺好的。整个方子就是温中止血、活血化瘀的作用。

临床上，常用于胃溃疡等上消化道出血、放射性肠炎出血，也治疗支气管扩张出血，以及肺结核患者服用抗痨药无法治疗的咳血，柏叶汤都有较好疗效。

五、上消化道出血黄土汤证

"下血，先便后血，此远血也，黄土汤主之"。

黄土汤方

甘草　干地黄　白术　附子（炮）　阿胶　黄芩各三两　灶中黄土半斤

上七味，以水八升，煮取三升，分温二服。

首先条文描述到患者下血，是先拉大便，然后再拉血，强调了这是远血，其实是为了与下一条"先血后便，此近血也"的近血相区别，而真正的临床上遇到的远血，即上消化道出血，往往是血与便交集在一起的，尤其易出现的是黑大便，这个需要清楚。

炙甘草，这里是三两两服，每服就一两五，显然是顾护津液的作用；阿胶补血、止血大家很熟悉的；地黄补血气，也活血化瘀，也就是说养血活血；灶心土温中止血；炮附子提振少阴体能，也是补血气的，患者失血后津液也亏虚，应当有虚弱的畏寒，附子在芍药甘草附子汤中治疗"发汗，病不解，反恶寒者，虚故也"有明示。白术有肿、胀的药证，在这里可以解除上消化道出血部位的肿胀，帮助止血；另外，白术有身重的药证（真武汤），长期出血，必定疲乏身重，这个可以推断。我想在此特别说一下黄芩，因为患者失血，自然累及津液亏损，机体就处于"少阳"状态，少阳病心烦，黄芩在此治疗远血的隐藏症状：心烦。大家可以推断，一个长期远血患者，会不心烦吗？全方治疗上消化道出血，症见面色萎黄、虚弱畏寒、疲乏身重及心烦者。

黄土汤在临床上，非常广泛地用于胃及十二指肠球部溃疡出血、肿瘤放疗后放射性肠炎出血以及肠道恶性肿瘤出血，效果肯定。

六、痔疮、肛裂出血及虹膜出血赤豆当归散证

"下血，先血后便，此近血也，赤豆当归散主之"。

赤豆当归散方

赤小豆三升，浸令芽出，晒干　当归三两

上二味，杵为散，浆水服方寸匕，日三服。

首先本条明示：先出血，后大便，这是近血，这个就与前面的黄土汤进行了明确的区别界定，这个很好理解。临床上多见于痔疮出血，也见于肛裂出血。

当归养血活血，有肢冷的药证，所以临床上观察痔疮或肛裂出血者，多数都有肢冷的伴随症状。赤小豆消肿排脓，配合当归治疗血虚、血瘀痔核肿胀的出血症状。

赤豆当归散在《金匮要略·百合狐惑阴阳毒病脉证治》篇"病者脉数，无热，微烦，默默但欲卧，汗出。初得之三四日，目赤如鸠眼，七八日，目四眦黑，若能食者，脓已成也。赤豆当归散主之。"可以看出，"目赤如鸠眼"的症状反应，该方有使用依据，所以我们临床上治疗虹膜炎用赤豆当归散疗效肯定，这个在前面已经讲过。

七、吐血衄血心气不定泻心汤证

"心气不足（《千金》为心气不定），吐血，衄血，泻心汤主之"。

泻心汤方·

大黄二两　黄连　黄芩各一两

上三味，以水三升，煮取一升，顿服之。

首先条文的"心气不足"几个字，感觉比较突兀，血不足应该与"三黄泻心汤"里面的药证不符。《千金要方》中的"心气不定"应该更加贴合药证。我们从黄连阿胶汤的"心中烦，不得卧"就可以看出，心气不定就是心中烦、不得卧的临床表现，黄芩、黄连都可以治疗心烦不眠，黄连的心气不定在乌梅丸证的"其人躁无暂安时者"也可见。大黄的药证可以有大便难，也可以有小便不利。全方治疗吐血衄血症见心烦、眠差、胃口大、大便难或小便黄者，或手足心热、鼻干者，效果卓著。

临床上常用于鼻衄、肝硬化患者胃底静脉出血、崩漏大出血、血小板减少症的吐血、崩漏和皮下出血以及再生障碍性贫血、白血病等引起的出血，符合药证方证者，效果迅捷。

呕吐哕下利病脉证治第十七

先复习一下症状定义，便于临床精准选方。

呕，是指有东西吐出来，同时还伴有呕吐的声音，也就是既有东西吐出来，同时还发出声音的，这就称为呕。吐，是指有东西吐出来，但是没有发出声音的，换句话说就是有物无声的称为吐。没有东西吐出来，却有呕吐的声音发出来，相当于干呕、干哕，这个就称为哕，但是需要鉴别吃得太饱而嗳气的饱嗝，这个打饱嗝是正常的排出胃中空气，不属于哕的范畴。简言之，有物有声就是呕；有物无声就是吐；无物有声就是哕。也有医家认为膈肌痉挛的呃逆也是哕，这个观点在本篇 22 条可以得到印证。下利就是腹泻，这个很好理解，只是要提示一下，西医学的痢疾也包含在下利范畴。

另外，说明一下，仲圣把呕、吐、哕、下利都放在同一篇论述，是因为这几个症状都与胃肠道有关，方便大家学习使用。

一、呕吐哕

（一）呕吐哕概论及治则预后

"夫呕家有痈脓，不可治呕，脓尽自愈。"

开篇第一条是告诉大家，一个人经常呕吐，身体有痈脓，不能见呕治呕，因为痈脓才是呕吐的成因，把痈脓治疗好了，脓排出完了，呕吐就自然而然痊愈了，比如可以有排脓汤、排脓散、赤豆当归散的方证机会。

"先呕却渴者，此为欲解；先渴却呕者，为水停心下，此属饮家。呕家本渴，今反不渴者，以心下有支饮故也，此属支饮"。

该条描述了水饮致呕的机制，条文的后半段与"痰饮篇"的条文一样，"呕家本渴，渴者为欲解，今反不渴，心下有支饮故也，小半夏汤主之"。与本条后半段的区别就是，"痰饮篇"条文直接给出了经方小半夏汤。本条前半段说了，先呕了，损伤了津液，就会口渴，这是正常现象，病很快就会好的；

先口渴，喝水后却呕吐的人，这是水饮停于心下，属于长期有水饮的人。怎么才能判断这个呕吐是水饮引起的呢？仲圣认为，发生呕吐会丧失大量津液，人就应该会感觉口渴。口渴就说明体内水饮解了，就不会再呕吐了。如果是水饮引起的呕吐，呕吐以后水饮还在，人就不会感觉口渴，呕吐虽然会排除部分水饮，可是仍然有水饮停留在心下，支饮未除，就是说造成呕吐的原因并没有消除，所以患者不会口渴，那么患者就仍然会呕吐，这种情况属于支饮（《痰饮咳嗽病脉证治》篇直接说用小半夏汤来治疗）。

"问曰：患者脉数，数为热，当消谷引食，而反吐者，何也？师曰：以发其汗，令阳气微，膈气虚，脉乃数，数为客热，不能消谷，胃中虚冷故也。脉弦者，虚也。胃气无余，朝食暮吐，变为胃反。寒在于上，医反下之，今脉反弦，故名曰虚"。

本条主要阐述了因虚致吐的脉证机制。学生问道：患者脉数，表示胃热，本应该消谷善饥，想吃东西，为什么反而出现吐了呢？老师讲解道：这是不该用汗法的患者，医生误治发汗，造成津液（阳气）损伤匮乏了，胃气（膈气）虚弱了，津亏血容量少了（有效的泵血量少了，自然心跳加快以代偿，这是常识）就会心跳加快而脉数，这个数，不是热病的脉数（相对而言，就是客热，非真热的脉数），不能消谷善饥，这是胃中没有津液能量来消化食物的缘故（虚冷，其实就是没有消化能力的意思，不是人们常说的"胃寒"）。脉弦，少阳，津液不足，（津液）虚证。胃部无津液能量（胃气虚）消化食物，所以早上吃的东西，到了日暮还没有消化，反而吐了，成了胃反病。还有一种情况，患者伤寒（感冒）在上焦，当正常用汗法的，反而用了下法，也会损伤津液，出现脉弦少阳（津液），同样会胃气虚，所以这种情况的胃反（即朝食暮吐症状），属于虚，因虚致吐。

"寸口脉微而数，微则无气，无气则荣虚，荣虚则血不足，血不足则胸中冷"。

这条也是胃反的脉证描述，寸口脉（手腕部脉象）微弱而跳动快，脉微为少阴体能低下的脉象，血气少，血气少即荣血虚，换句话说，荣虚就是血不足，血不足就会胸中冷（胸中冷就会胃反）；而脉数，前面一条已经讲了，"阳气微，膈气虚，脉乃数，数为客热，不能消谷，胃中虚冷故也"，这里的脉数是因为津液（阳气）损伤匮乏了，胃气（膈气）虚弱了，津亏血容量少造成的心跳加快而脉数，这个数，不是热病的脉数（相对而言，就是客热，非真热的脉数），不能消谷善饥，这是胃中没有津液能量来消化食物的缘故。那么本条寸口脉微而数，就是血气虚同时胃中津液匮乏，那么胸中冷（脉微）、胃中冷（脉数）都是造成呕吐的原因。

"趺阳脉浮而涩，浮则为虚，涩则伤脾。脾伤则不磨，朝食暮吐，暮食朝吐，宿谷不化，名曰胃反。脉紧而涩，其病难治"。

本条从脚部脉象论述胃反的脉证及预后，趺阳脉候胃气，正常情况下是不会浮出来的，趺阳脉浮就表示胃气虚了。而趺阳脉涩呢，《水气病脉证并治》篇就说了，"涩为血不足"，上一条就讲了，血虚胸中冷，消化力不好，古人消化功能差就是伤脾的意思，趺阳脉浮而涩，胃气虚血虚，表现就是：患者脾胃消化功能受伤的状态，脾胃功能出问题了，那么腐熟、消化食物的能力就下降了，所以古人就形象比喻成磨子不能磨面了一样，"脾伤则不磨"，食物进入消化道之后得不到消化吸收，一直停留在胃里就会朝食暮吐、暮食朝吐，吃进去的东西长时间粗糙"不磨"，得不到消化，就是"宿谷不化"，名曰"胃反"。如果患者的脉象是紧而涩，《水气病脉证并治》篇说了"脉紧为寒"，《黄疸病脉证并治》篇也说"紧则为寒"，脉涩则血不足，紧而涩的脉又是血虚而寒的状态，仲圣认为"其病难治"，这个脉证的胃反难以医治好。

"病人欲吐者，不可下之"。

这条很好理解，患者想吐，机体是欲向上解病，我们不应该倒行逆施，不该用下法。当然还是要根据具体症状反应选方，比如：心烦、喜呕、往来寒热就用小柴胡汤，呕而肠鸣、心下痞就用半夏泻心汤，而"呕不止，心下急，郁郁微烦者"就用大柴胡汤，等等。

"哕而腹满，视其前后，知何部不利，利之即愈"。

上条讲了患者想吐不用下法，而这一条则讲哕逆而腹满却需要用下法。干呕或膈肌痉挛的呃逆，都称为哕，患者的状态是"哕而腹满"，就是说，患者干呕或呃逆的同时还症见腹胀，说明胃肠道东西内阻的腹满是主要矛盾，哕是胃肠道东西阻滞不通而浊气上冲造成的，那么胃肠内阻、腹满的问题解决了，哕逆就自然而愈了，仲圣治疗这种"哕而腹满"就用通利之法，要分"前后"，即这里的"视其前后"，就是区分大小便的通利情况，看是因为大便不通还是小便不通。大便不通造成的腹满和浊气上逆而造成了哕，就通大便、消腹满，干呕哕逆自然就好了，如承气汤、大柴胡汤都有机会；如果小便不利而造成了腹满，浊气上逆而造成了哕的话，就利小便，腹满消除，干呕哕逆自然就好了，如猪苓汤、五苓散等。

（二）血虚厥寒呕吐头痛吴茱萸汤证

"呕而胸满者，吴茱萸汤主之"。

"干呕，吐涎沫，头痛者，吴茱萸汤主之"。

吴茱萸汤方

吴茱萸一升（洗）　人参三两　生姜六两（切）　大枣十二枚（擘）

上四味，以水七升，煮取二升，去滓，温服七合，日三服。

本篇第8条讲述比较简单，呕吐兼见胸满的症状，用吴茱萸汤。显然还有条文未述的隐藏症状，所以，接下来仲圣又述，干呕，吐涎沫，还有头痛，这个在《伤寒论》厥阴病篇378条有一模一样的描述。厥阴病的干呕、吐涎沫，是因为血虚故也，前面第4条就作了机制论述："寸口脉微而数，微则无气，无气则荣虚，荣虚则血不足，血不足则胸中冷"，血不足、胸中冷可以导致呕吐，在前面已经详细讲述了。另外我们再看看《伤寒论》少阴病篇第309条的"少阴病，吐利，手足逆冷，烦躁欲死者，吴茱萸汤主之"，少阴病，血气少也，津液血气不达四末，所以四肢逆冷，胸中血不足而烦躁欲死，那么可以推断，第8条的胸满，其实就是血气不足，多余的不匹配的津液成为废水停滞于胸中，造成胸满。

吴茱萸汤的头痛，临床上观察，有头颅发胀或眼睛胀的伴随症状，应该与胸中血虚造成不匹配的津液成为废水壅塞有关，所以从某种意义上讲，吴茱萸可以逐饮消胀，我们不能肯定吴茱萸可以补血气，但是配合人参、大枣，一定可以补充胸中血气，去除第4条的"胸中冷"所致的呕吐哕。生姜也治疗呕吐，而且六两的大剂量可以发汗除饮，对头痛也有治疗作用。

临床上，吴茱萸汤除了治疗呕吐外，常用于符合方证药证的颅内压增高性头痛、血管性头痛、神经性头痛、偏头痛，对眼科疾病如青光眼、青睫综合征、视疲劳效果也不错，我碰到几例烦躁与喜悲交替出现的双相情感障碍，服用吴茱萸汤效果不错。

（三）呕吐兼见肠鸣便溏心下痞的半夏泻心汤证

"呕而肠鸣，心下痞者，半夏泻心汤主之"。

半夏泻心汤方

半夏半升（洗）　黄芩　干姜　人参　甘草（炙）各三两　黄连一两　大枣十二枚（擘）

上七味，以水一斗，煮取六升，去滓，再煎取三升，温服一升，日三服。

呕吐而且肠鸣，同时心下痞（硬）的患者，我们就用半夏泻心汤。《伤寒论》第149条我们已经学习了半夏泻心汤证，不过条文没有详细描述半夏泻心汤症状，只是描述了柴胡汤、大陷胸汤与半夏泻心汤的症状鉴别抓手：但满而不痛者，宜半夏泻心汤。

我们从药证角度理解半夏泻心汤证，或许更加详尽一些。首先半夏有止呕吐的药证，还有腹中雷鸣、不欲饮的药证，人参治疗心下硬，黄连治疗心下痞，所以半夏泻心汤证可以治疗心下痞硬。黄连证可以治疗胃口大，心下压痛（如小陷胸汤的正在心下，按之则痛），黄芩治疗心烦、手足心热或鼻干、入睡难、睡眠差，这些都可以是半夏泻心汤证。

临床上常用于急慢性胃炎、糜烂性胃炎、萎缩性胃炎、妊娠恶阻、失眠等，方证药证对应，效果确切。

（四）干呕下利兼见腹痛的黄芩加半夏生姜汤证

"干呕而利者，黄芩加半夏生姜汤主之"。

黄芩加半夏生姜汤方

黄芩三两　芍药二两　甘草二两（炙）　大枣十二枚（擘）　半夏半升（洗）　生姜一两半（一方三两，切）

上六味，以水一斗，煮取三升，去滓，温服一升，日再、夜一服。

本条讲述干呕兼见下利的，用黄芩加半夏生姜汤，我们再回顾一下《伤寒论》第172条"太阳与少阳合病，自下利者，与黄芩汤；若呕者，黄芩加半夏生姜汤主之"，知道在腹痛、腹泻的基础上，若出现干呕或者呕吐，就在黄芩汤基础上加止呕的半夏、生姜，这个很好理解。

我们从药证角度分析，腹痛有芍药甘草汤，黄芩证可见心烦或手足心热、鼻干。大家都知道芍药可以通便，其实芍药养血气，可以治疗血气虚不匹配的多余津液成为废水而导致的腹泻，也可以治疗血虚不匹配的多余津液造成的下肢水肿，临床上我们有许多这样的医案，希望能够给大家一些启发。

如果患者既有腹痛下利、心烦、鼻干或手足心热，同时又出现了恶心、干哕甚至呕吐，那么半夏、生姜治疗呕吐的药证就出现了，就用黄芩加半夏生姜汤。

临床上常用于急性胃肠炎、胃肠型感冒，也对某些腺肌症、子宫内膜异位症痛经效果很好，前提是抓住腹痛下利、心烦、鼻干或手足心热、上吐下泻的药证，方证对应，效果不错。

（五）呕吐不欲饮的小半夏汤证

"诸呕吐，谷不得下者，小半夏汤主之"。

小半夏汤方

半夏一升　生姜半斤

上二味，以水七升，煮取一升半，分温再服。

本条行文简洁，诸呕吐不能吃东西的，就用小半夏汤。我们再回顾一下《金匮要略·痰饮咳嗽病脉证并治第十二》篇中第28条"呕家本渴，渴者为欲解，今反不渴，心下有支饮故也，小半夏汤主之"。这条是判断由于支饮造成呕吐的经方治疗，这种情况就要用小半夏汤来治疗。半夏治疗不欲饮，其实就是逐饮的作用。生姜、半夏都止呕，这个药证在《〈伤寒论〉条文药证解读》中已经阐述得非常清楚了。而本篇中在不欲饮的基础上，还加了"谷不得下"，那么小半夏汤就治疗呕吐症见不欲饮、不欲食者。

其实许多治疗呕吐的经方都离不开小半夏汤，如小柴胡汤、大柴胡汤、生姜泻心汤，包括黄芩加半夏生姜汤，大家只要抓住重点药证：不欲饮食，就可以精准使用了。

临床上，我常用小半夏汤治疗急性胃炎呕吐、妊娠呕吐、肿瘤化疗后呕吐、神经性呕吐等，收效甚佳。

（六）呕吐后因口渴喝水多再呕吐的猪苓散证

"呕吐而病在膈上，后思水者，解，急与之。思水者，猪苓散主之"。

猪苓散方

猪苓　茯苓　白术

上三味，各等份，作为散，饮服方寸匕，日三服。

猪苓散是第一次出现的经方，与猪苓汤不一样。首先猪苓汤是汤剂，而猪苓散是散剂，另外药物组成上猪苓汤多了阿胶与滑石，方证应该有尿血或尿痛，猪苓散只有猪苓、茯苓和白术，可以烦躁、口渴、呕吐（猪苓证），可以小便不利（茯苓证）、心下痞（白术证）。与五苓散相同的药物是猪苓、茯苓、白术，但是没有泽泻与桂枝，这里就不过多鉴别解读了。

回到本条的条文上来，文中一开始就说了呕吐而病在膈上，明确指出患者的呕吐是因为膈上有水饮造成的，那么患者呕吐之后把膈上水饮呕吐出去了，就口渴想喝水了，这种情况就是病要解了，那么患者想喝水就让他喝，正常操作，这个与本篇第2条的"先呕却渴者，此为欲解"道理是一样的；如果患者呕吐后因为口渴，喝水过多而不节制，再次造成胸膈水饮停滞，就会再次呕吐，那么出现这种情况，仲圣让大家使用猪苓散治疗。

临床上猪苓散常用于急慢性胃炎呕吐、神经性呕吐、小儿消化不良性呕吐等，症见口渴而烦躁、头昏或小便不利，同时兼见心下痞胀（白术水痞）者。

（七）津亏液耗之呕吐急救四逆汤证

"呕而脉弱，小便复利，身有微热，见厥者，难治，四逆汤主之"。

四逆汤方

附子（生用）一枚　干姜一两半　甘草二两（炙）

上三味，以水三升，煮取一升二合，去滓，分温再服。强人可大附子一枚，干姜三两。

四逆汤在《伤寒论》中我们就学习了很多条文，其中厥阴病篇的377条与本条一模一样，都是阐述了患者呕吐丢失了大量津液，然后小便又通利，加重了津液丢失程度，还身上微汗出（微热），就剩"下利"这个丢失津液的通道了，病情非常严重，津亏液耗，脉管津液血气匮乏，自然脉弱，津液血气不达四末，必定四肢厥逆，这种情况就预后欠佳，病属难治，仲圣告诉大家用四逆汤救治。

我们在《〈伤寒论〉条文药证解读》一书中就详细阐述了，这里再简单复述一下，炙甘草每服一两（四逆汤中炙甘草二两两服）顾护津液，防止机体抗病过激，简言之"止漏"（小便数与汗出），避免津液再丢失；干姜补津液，四末就有津液到达了，是治厥冷的重要药物；生附子补充血气，治疗少阴体能低下，整体方证治疗呕吐见津亏液耗的危急重症。

临床上常用于急性胃肠炎、消化不良完谷不化、胃肠型感冒以及因上吐下泻或大汗淋漓造成的心力衰竭、休克等急症患者。

（八）呕吐发热小柴胡汤证

"呕而发热者，小柴胡汤主之"。

小柴胡汤方

柴胡半斤　黄芩三两　人参三两　半夏半升（洗）　甘草（炙）　生姜各三两（切）　大枣十二枚（擘）

上七味，以水一斗二升，煮取六升，去滓，再煎取三升，温服一升，日三服。若胸中烦而不呕者，去半夏、人参，加瓜蒌实一枚；若渴，去半夏，加人参合前成四两半、栝楼根四两；若腹中痛者，去黄芩，加芍药三两；若胁下痞硬者，去大枣，加牡蛎四两；若心下悸，小便不利者，去黄芩，加茯苓四两；若不渴，外有微热者，去人参，加桂枝三两，温覆微汗愈；若咳者，去人参、大枣、生姜，加五味子半升、干姜二两。

这条与《伤寒论》379条一模一样，行文简洁，呕吐兼发热，用小柴胡汤治疗。但是我们都熟知小柴胡汤是少阳病的代表方，除了呕而发热外，当有胸胁苦满、往来寒热、心烦不欲饮食等症状，临床需要抓住方证与药证，这样才能精准治疗。

临床上，小柴胡汤常用于感冒、妊娠呕吐、胃肠疾病、肝胆疾病、月经期相关疾病等，随证治之。

（九）饮食难下呕吐大半夏汤证

"胃反呕吐者，大半夏汤主之"。

大半夏汤方

半夏（二升洗）　人参（三两）　蜂蜜（一升）

上三味，以水一斗二升，和蜜扬之二百四十遍，煮药取二升半，温服一升，余分再服。

胃反饮食不下行，反而呕吐出来，用大半夏汤，显然还需根据药证找到其他症状抓手。半夏证，不欲饮而呕吐，这个对于选用大半夏汤非常重要；人参证，不欲食、心下硬；蜂蜜与水充分搅拌再煮药，可用于饮食难下或因食少造成的久不大便而大便干结等。

临床上常用于神经性呕吐，食管癌、贲门癌的饮食难下及呕吐等。

（十）胃肠堵塞呕吐大黄甘草汤证

"食已即吐者，大黄甘草汤主之"。

大黄甘草汤方

大黄四两　甘草一两

上二味，以水三升，煮取一升，分温再服。

吃完饭就吐出来，不是呕出来，无恶心感，排除半夏、生姜证。仲圣选用的是大剂量大黄（大黄：甘草=4：1，两服，每服二两），可以判断患者大便难（大黄证之一），或不大便兼见腹痛、腹满。胃肠排空不好，胃不受谷，自然吃完饭就吐出来。这个与大半夏汤的不欲饮食、恶心、呕吐很好鉴别。

临床上用于大便不通而呕吐者，如不全性肠梗阻兼见吐食。

（十一）呕吐口渴头昏茯苓泽泻汤证

"胃反，吐而渴欲饮水者，茯苓泽泻汤主之"。

茯苓泽泻汤方

茯苓半斤　泽泻四两　甘草二两　桂枝二两　白术三两　生姜四两

上六味，以水一斗，煮取三升，内泽泻，再煮取二升半，温服八合，日三服。

条文描述，胃反，吐而且口渴想喝水，就用茯苓泽泻汤。我们看看药物组成：茯苓泽泻汤与五苓散结构有很多相似的药物，头昏或小便不利的茯苓证、口渴的泽泻证、心下痞的白术证以及气上冲的桂枝证，那么这些症状两个经方都可出现。不同的是五苓散有猪苓，可见烦躁不得眠，茯苓泽泻汤没有烦躁症状，但是有大剂量生姜，所以这个胃反不单是吐，应该还有恶心而呕的症状，同时可以畏寒或反酸（生姜证）。通过药证补充，我们临床上运用茯苓泽泻汤就有了更加清晰的使用指征：头昏或便溏、小便不利、口渴、心悸或气上冲、心下胀或振水声、恶心、呕吐或见反酸等。

临床上，茯苓泽泻汤常用于胃食管反流症、胆汁反流性胃炎、高血压头昏、眩晕病等符合方证药证者。

（十二）吐后口渴兼见外感头痛文蛤汤证

"吐后，渴欲得水而贪饮者，文蛤汤主之。兼主微风，脉紧头痛"。

文蛤汤方

文蛤五两　麻黄　甘草　生姜各三两　　石膏五两　　杏仁五十枚　　大枣十二枚

上七味，以水六升，煮取二升，温服一升，汗出即愈。

该条与前面的猪苓散、茯苓泽泻汤相似之处就是都有呕吐而口渴，但是本条兼见脉紧头痛，有外感症状，所以有越婢汤的成分，症状可以有头痛兼见咳喘（杏仁证），口渴贪饮，仅仅是石膏力有不逮，所以加了五两生津止渴的文蛤。

临床上用于胃肠型感冒，症见呕吐、头痛、口渴者效佳。

（十三）干呕吐涎沫半夏干姜散证

"干呕吐逆，吐涎沫，半夏干姜散主之"。

半夏干姜散方

半夏　干姜等份　酸浆水一升半

上二味，杵为散，取方寸匕，浆水一升半，煮取七合，顿服之。

干呕或吐逆，重点是吐涎沫者，用半夏干姜散治疗。呕吐或干呕，半夏证；吐涎沫，这里是干姜证，如《肺痿肺痈咳嗽上气病脉证治第七》篇的"肺中冷，必眩，多涎唾，甘草干姜汤以温之"。

这里特别把吴茱萸汤的干呕、吐涎沫提出来对比一下，最大的区别是吴茱萸汤会症见头痛、烦躁，而半夏干姜散没有头痛与烦躁。另外，吴茱萸汤证因为心胸血虚会胸满，半夏干姜散没有胸满症状，可以有咽喉异物感或肠鸣、矢气多的症状，临床可以鉴别使用。

临床上，半夏干姜散常用于急慢性胃炎、肿瘤患者化疗后的呕吐、吐涎沫者。

（十四）欲呕不呕心中难受生姜半夏汤证

"病人胸中似喘不喘，似呕不呕，似哕不哕，彻心中愦愦然无奈者，生姜半夏汤主之"。

生姜半夏汤方

半夏半升　生姜汁一升

上二味，以水三升，煮半夏取二升，内生姜汁，煮取一升半，小冷，分四服，日三夜一服。止，停后服。

这条描述患者的主观症状：胸中貌似喘而又不喘，想呕又不呕，想干哕又不哕，整个心中部位恶心烦乱又无可奈何的难受，仲圣用生姜半夏汤治疗。

生姜半夏汤与小半夏汤药物组成相似，区别在于用量与用法均不同。生姜半夏汤中，用生姜是取汁而不是生姜直接煎煮，原方是用半夏半升，生姜汁一升；而小半夏汤的原方是半夏一升，生姜半斤，可以看出，小半夏汤的半夏用量大，而生姜半夏汤的生姜用量大，所以方名就把生姜放在首位，突出生姜的重要性。

另外煎煮方法与服法与小半夏汤也区别很大，生姜半夏汤服法是日三夜一，煮一次药分成四次喝，这样每一次喝药的量就比较小，因为患者本身就很难受，想吐又吐不出来，一次喝不下去大量的药，单次量小患者就能够受纳，所以次数多一点儿，徐徐图之。而小半夏汤是两服，每次的剂量较大，治呕吐力量更加峻猛。

两方区别最大点就是小半夏汤呕吐明显，而生姜半夏汤是想呕而呕不出来，更难受，临床上，常用于化疗后欲呕不呕者、梅尼埃综合征、晕车晕船者、胃肠型感冒等。

（十五）干哕肢冷橘皮汤证

"干呕，哕，若手足厥者，橘皮汤主之"。

橘皮汤方

橘皮四两　生姜半斤

上二味，以水七升，煮取三升，温服一升，下咽即愈。

干呕以及哕逆（这里干呕、哕并列，哕应当是膈肌痉挛的呃逆），症见四肢厥冷的，用橘皮汤治疗。方中陈皮祛痰；生姜止呕，同时驱寒，治疗手足厥逆（茯苓甘草汤治疗厥而心下悸，也是生姜治疗厥冷）。整体方证适用于干呕或呃逆，同时兼见四肢逆冷者。

临床上常用于神经性呕吐、膈肌痉挛符合方证药证者。

（十六）中虚哕逆橘皮竹茹汤证

"哕逆者，橘皮竹茹汤主之"。

橘皮竹茹汤方

橘皮二斤　竹茹二斤　人参一两　甘草五两　生姜半斤　大枣三十枚

上六味，以水一斗，煮取三升，温服一升，日三服。

条文只描述了哕逆，没有给出更多的细节症状，我们可以用药证来补充临床的使用指征。

陈皮两斤，说明体内停痰比橘皮汤证更多，生姜半斤，患者哕逆兼见肢冷，这是该方的基本结构；大剂量竹茹治疗中虚呕逆，这个我们在《妇人产后病脉证治第二十一》篇的竹皮大丸证"妇人乳中虚，烦乱呕逆，安中益气"可以得见。有医家认为，竹茹清热除烦，其实在条文药证里面不必过于执着药性的寒热观，还是应该回归身体症状属性，比如竹皮大丸的烦乱，仲圣也是根据症状而选用的石膏证（大青龙汤、小青龙加石膏汤里面有石膏者，皆可以治疗烦），而不是利用人为寒热定性，用"寒性"的竹茹就直接清热除烦了，最终还是得用到烦躁的石膏证。还是回到本方药证上来，人参一两，患者当有心下硬或饭后胃胀、不欲食等；炙甘草五两，患者有少气（栀子甘草豉汤，有甘草，就在栀子豉汤证上多了一个"少气"）；大枣三十枚，当有血虚眠差。那么橘皮竹茹汤治疗哕逆症，见虚弱、少气、纳差、肢冷者。

临床上常用于神经性呕吐、妊娠恶阻、减肥所致的神经性厌食症、晚期肿瘤患者哕逆虚弱者等。

二、下利

（一）下利概论及治则预后

"夫六腑气绝于外者，手足寒，上气，脚缩；五脏气绝于内者，利不禁；下甚者，手足不仁"。

直接在条文里面用"五脏六腑"概念，该条不一定是仲圣所写，不过条文内容还是值得学习的。六腑气绝于外，应当是津液层面的损伤，也就是卫气层面，卫气不固，所以手足寒，气逆则"上气"哕逆，脚缩就是脚挛急，我们在《伤寒论》29条就详细解读了津液匮乏"少阳"的甘草干姜汤证、芍药甘草汤证；五脏的气绝于内，当是血气层面了，也就是荣气层面的问题，血虚于内，匹配的津液份额就少，多余的津液就会成为废水，那么就下利不止。下利多了，手足津液极度匮乏，自然会手足不仁。

"下利脉沉弦者，下重，脉大者为未止；脉微弱数者，为欲自止，虽发热不死"。

患者下利，见脉沉弦，脉沉主里主水，脉弦这里主痛，所以患者会下重，如四逆散证。脉大多见于阳明病脉，这里当是病邪正盛不去，所以下利还会不停的。相反的，下利患者脉微弱是正常现象，津液匮乏，脉管自然不充盈，血容量少了就会心跳加快，这个大家都明白，脉微弱这里表示邪气不盛了，属于顺应脉象，下利将止，荣卫将慢慢恢复，即使有发热症状，也不会死掉。

"下利，手足厥冷，无脉者，灸之不温；若脉不还，反微喘者，死。少阴负趺阳者，为顺也"。

这条是描述下利危重症的脉证及预后。下利丢失津液血气，造成四肢厥冷，脉弱到了极致无脉了，用灸法也不能让手足暖和起来，如果脉始终不出来，反而出现微喘，这个人就会死掉。如果少阴脉（这里指腕部寸口脉）弱于趺阳脉，我们都知道趺阳脉候胃气，说明胃气还在，那么这个人可能就不会死掉。

"下利，有微热而渴，脉弱者，今自愈"。

下利患者，有点儿小汗出，渴欲饮水了，胃气在慢慢恢复，脉弱当属脉证对应，津液还需要慢慢恢复，这种情况下，下利很快就会痊愈。

"下利，脉数，有微热汗出，今自愈；设脉紧，为未解"。

这一条是描述脉证及预后与前面一条的区别，下利患者的脉数，是因为津液亏虚导致血容量少了而心跳加快，正常现象，脉证相应，为顺也，微汗出表明胃气恢复中，所以很快就会痊愈；如果脉紧，紧则为寒，体内邪气正盛，下利还不会短时间解掉。

"下利，脉数而渴者，今自愈；设不瘥，必清脓血，以有热故也"。

这条与前面两条都是相关联的，一般来说，下利脉数而渴，胃气慢慢恢复，很快就好了；如果不很快痊愈，说明脉数而渴不是脉证相应自愈的状况，是热邪在里，持续下利就会"津液不足血来补"，会出现便脓血的情况，如《伤寒论》306条、307条及本篇第42条的桃花汤证。

"下利，脉反弦，发热身汗者，自愈"。

下利患者，津液亏损过多，邪气在里，脉微弱或脉沉当属常态，现在脉反而弦，仅仅是少阳状态，津液没有亏耗到很少的地步，胃气未伤还能够发热汗出，那么这个下利会自己痊愈。

"下利气者，当利其小便"。

下利气，就是气利，放屁与粪便相伴而出，治法是利小便。这个就是后世医家说的"利小便实大便"，后面第47条也给出了方药之一，诃黎勒散。

"下利，寸脉反浮数，尺中自涩者，必清脓血"。

这条在《伤寒论》厥阴病篇363条就出现了，下利，本来因为津液亏损本应脉弱，内有寒邪应当脉沉迟，如今寸脉反而浮数，邪热炽盛，尺中涩，"涩为血不足"，血虚与邪热互结，也可能会便脓血。

"下利清谷，不可攻其表，汗出必胀满"。

下利清谷、完谷不化，急当救里，四逆汤证，不应该固化思维的先表后里，如果汗法，汗出更加伤津液、损伤胃气，会出现腹部胀满的情况。

"下利脉沉而迟，其人面少赤，身有微热，下利清谷者，必郁冒，汗出而解，病人必微热，所以然者，其面戴阳，下虚故也"。

下利患者脉沉而迟，脉沉主水主里，脉迟这里当是津液血气不足，面部发红还身上微汗出，这是血虚厥阴病的外气怫郁，《伤寒论》380条的"伤寒，大吐大下之，极虚，复极汗者，其人外气怫郁，复与之水，以发其汗，因得哕。所以然者，胃中寒冷故也"就解释到：极虚（血不足），胃（肠道）中寒冷故也。本篇第四条还有血虚则胸中冷的描述，第三条也有"阳气微，膈气虚，脉乃数，数为客热，不能消谷，胃中虚冷故也"的描述，血虚、胃中虚冷就会下利清谷"不能消谷"。血气虚，体表多余的津液就会汗出而达到阴阳平衡，《妇人产后病脉证治第二十一》篇就有明示，"冒家欲解，必大汗出"，"亡阴血虚，阳气独盛，故当汗出，阴阳乃复"。本条最后也解释到，其面戴阳，下虚故也，就是内里血虚，阳气（津液）浮越，面红汗出而解。

"下利后，脉绝，手足厥冷，晬时脉还，手足温者生，脉不还者死"。

下利之后脉搏微弱到摸不到了，同时手足厥冷，这是因为患者在下利之后，大量的津液流失，脉管枯竭，就会脉绝，津液不达四末，就会手足厥冷。如果经过一整天（晬时，十二个时辰，即24小时），脉能摸到了，手脚也暖和了，那么说明津液在恢复了，患者就不会死掉；如果经过一昼夜脉还是摸不到，说明津液无法恢复，胃气不复，仲圣就判断患者会死掉，这是危急重症的预后判断，估计是四逆汤证。

（二）表里同病下利先急后缓四逆汤证

"下利，腹胀满，身体疼痛者，先温其里，乃攻其表。温里宜四逆汤，攻表宜桂枝汤"。

四逆汤方

附子（生用）一枚　　干姜一两半　　甘草二两（炙）

上三味，以水三升，煮取一升二合，去滓，分温再服。强人可大附子一枚，干姜三两。

这条与我们前面学习过的《伤寒论》第91条非常相似，"伤寒，医下之，续得下利，清谷不上，身疼痛者，急当救里；后身疼痛，清便自调者，急当救表。救里宜四逆汤，救表宜桂枝汤"，就是当一个患者有下利、腹胀满的里证，又有身体疼痛的表证，由于下利清谷不止，病情危重，我们不能拘泥于常规的治病顺序，即先表后里，而应该先急后缓，把下利清谷治愈了，再治疗表证的身体疼痛。仲圣建议温里止泻用四逆汤，利止解表用桂枝汤。

四逆汤大家都非常熟悉了，附子生用补充少阴体能，补血气而增加津液的匹配份额，减少津液流失，变相地就从本质上止泻；炙甘草每服一两，顾护津液，同时也防止身体抗病过激而产生免疫风暴——下利不止、汗出、小便数；干姜补充津液，同时甘草干姜汤可以温化，如《肺痿肺痈咳嗽上气病脉证治第七》篇第五条的"肺中冷，必眩，多涎唾，甘草干姜汤以温之"就充分肯定了其温化作用。

该条的这种情况我们在临床上经常会碰到，患者既有头痛身痛的表证，又有完谷不化、下利清谷的里证，都得先解决急迫的腹泻不止，避免大量津液流失，急迫的里证解决了，才能够治疗表证，否则会出现医疗事故。

（三）胃肠堵塞下利承气汤证

1. 大承气汤证

"下利，三部脉皆平，按之心下坚者，急下之，宜大承气汤"。

大承气汤方

大黄四两（酒洗）　厚朴半斤（炙，去皮）　枳实五枚（炙）　芒硝三合

上四味，以水一斗，先煮二物，取五升，去滓，内大黄，煮取二升，去滓，内芒硝，再上微火一二沸，分温再服，得下止服。

下利患者，三部脉象都如正常人的脉，说明不是里寒下利，同时按压患者心下部位有坚硬的东西，说明胃肠有东西堵塞，这种情况仲圣建议用大承气汤急下之，相当于后世医家所说的"通因通用"的道理。这条没有在字里行间明确说出胃肠堵塞的判断，下面一条就给出了"实也"的说明。

"下利脉迟而滑者，实也，利未欲止，急下之，宜大承气汤"。

下利脉迟，是津液损伤导致脉迟（如新加汤证脉沉迟），脉滑有阳明病，这里仲圣就明示"实也"，及肠道有堵塞不去（古人称"燥屎"，羊屎蛋或其他堵塞在肠道中的东西），热结旁流，自然"利未欲止"——下利不止，仲圣

同样推荐大承气汤。下面一条就更加清楚明白地告诉大家了，的确是有东西堵塞肠道，古人的表达是"当有所去"，就是有需要去掉的东西——燥屎或其他堵塞物。

"下利，脉反滑者，当有所去，下乃愈，宜大承气汤"。

一般来说，下利都会因为丢失津液而脉弱，但是患者脉滑，有阳明脉象，所以仲圣写到一个"反"字，反而脉滑，那么仲圣就认定肠道有东西需要去掉，即燥屎或其他堵塞物，明示下之就会痊愈，仍然推荐使用大承气汤。

"下利已瘥，至其年月日时复发者，以病不尽故也，当下之，宜大承气汤"。

原本的下利已经好了，可是又在去年相同的日子复发了，这与后世医家所说的"休息痢"非常相似，仲圣认为出现这种情况，是因为上次下利治疗不彻底，暂时痊愈了，可是还有些病邪留于肠道未能彻底根除，"病不尽"，没有完全祛除病邪，刚好一年后又碰到气候、饮食与当时相似，下利就又会复发。仲圣还是推荐用大承气汤攻下之前未尽之病邪，这样才能彻底痊愈。

2. 小承气汤证

前面四条都是用大承气汤来攻下肠道堵塞物治疗下利，我们接下来看看下一条小承气汤治疗下利的条文。

"下利，谵语者，有燥屎也，小承气汤主之"。

小承气汤方

大黄四两（酒洗）　厚朴三两（炙）　枳实大者三枚（炙）

上三味，以水四升，煮取一升二合，去滓，分温二服。

这条提到了下利兼见谵语症状，仲圣明确判断有燥屎，我们知道，燥屎也是肠道堵塞物之一，需要下掉，所以用小承气汤主之，注意这里是笃定的"主之"，不是建议的"宜"字。

这里简单说明一下，条文不一定会把所有的症状都罗列出来，一般来说，因为大承气汤有芒硝，可以治疗潮热，当然也可以有手足濈然汗出，而小承气汤没有芒硝，所以41条就只有谵语的大黄证，没有潮热的，而前面四条的下利患者，是可以出现潮热的，当然同时也可以有41条的谵语表现。另外，大、小承气汤的下利，由于是燥屎或其他病邪堵在肠道，所以大概率患者腹满胀，很多时候还"自利清水，色纯青"，这些对临床辨证有一定的帮助。

（四）津液不足血来补桃花汤证

"下利，便脓血者，桃花汤主之"。

桃花汤方

赤石脂一斤（一半全用，一半筛末） 干姜一两 粳米一升

上三味，以水七升，煮米令熟，去滓，温服七合，内赤石脂末方寸匕，日三服。若一服愈，余勿服。

这一条与《伤寒论》第306条除了没有"少阴病"三个字以外，内容一模一样，而《伤寒论》307条补充更加全面一点，把津液的极度匮乏表达了出来："少阴病，二三日至四五日，腹痛，小便不利，下利不止，便脓血者，桃花汤主之"，少阴病，体能低下，血少故也，小便不利，是没有津液来提供小便了，机体抗病过激还要下利，无津液可下了，津液不足血来补，最后就下血，便脓血。

赤石脂涩肠止利，干姜补充少阳津液，粳米补充阳明津液，利止、津液得复，便脓血自愈。

临床上桃花汤常用于急慢性痢疾、慢性结肠炎、肿瘤放疗后的放射性肠炎等下利便血者。

（五）热利下重白头翁汤证

"热利下重者，白头翁汤主之"。

白头翁汤方

白头翁二两 黄柏三两 黄连三两 秦皮三两

上四味，以水七升，煮取二升，去滓，温服一升。不愈更服。

该条文与《伤寒论》第371条"热利下重者，白头翁汤主之"一模一样，而第373条"下利，欲饮水者，以有热故也，白头翁汤主之"就补充了欲饮水的症状，认为是有热的缘故。这里的热，一个是口渴是热的直观表现，另外，下重当有肛门灼热感的自觉症状，而且还有隐藏症状：如胃口大、心气不定、眠差的黄连证，血气应当是充斥于心胸部位表现出与"血不足则胸中

冷"相反的"热状",仲圣才会用热利这个词语。

这里三两黄连分两次服下（煮取2升，温服1升），再看太阳阳明合病的葛根芩连汤治疗"利遂不止"也是黄连三两分两次服用，可以推断黄连能够把壅塞于心胸部位的血气回复到腹部包括肠道，让腹部血气充足、匹配的津液份额增大，不让津液成为废水而帮助止利。同时津液丢失状态改善，口渴自然会改善，"热象"就会减轻。白头翁汤以白头翁命名，所以白头翁虽然只有二两，每服一两，但是白头翁却是治疗热利的要药，而现代药理研究发现，白头翁对各型痢疾杆菌有明显的抑制作用。黄柏、秦皮也有止利、除湿热的作用。

白头翁汤临床常用于细菌性痢疾、阿米巴痢疾、慢性结肠炎等符合方证药证者。

（六）下利后虚烦栀子豉汤证

"下利后更烦，按之心下濡者，为虚烦也，栀子豉汤主之"。

栀子豉汤方

栀子十四个　香豉四合（绵裹）

上二味，以水四升，先煮栀子得二升半；内豉，煮取一升半，去滓，分为二服，温进一服，得吐则止。

这里首先解释一下"烦"，一个是字面意思心情烦躁，另外还有一个隐藏意思就是心烦不眠，即辗转不眠、自然就心烦，那么条文描述的意思就是，下利后更加烦躁或失眠，说明下利前就有烦躁或失眠的表现，现在更加烦躁不眠；其次我们在《伤寒论》条文学习的时候就已经知道，栀子豉汤除了有烦躁，还可以有心中懊恼、胸中窒、心中结痛等，而这个与大陷胸汤证有许多相似的症状，但是大陷胸汤心下硬满而痛，按之石硬，而栀子豉汤证按之心下濡，不硬，所以这里就强调了"为虚烦也"，界定与大陷胸汤大结胸证的本质区别。那么仲圣治疗这种下利更加烦躁且按之心下濡的症状，就用栀子豉汤。

栀子除烦，也可以治疗"但头汗出"，另外对胸中部位的疼痛、灼烧感或各种不可名状的不适均有良效，即心中懊恼症状群，淡豆豉在这里补虚除烦、和胃气而修复虚损。

临床上栀子豉汤不仅仅可以治疗心烦不得眠，对"胸中、心中"部位的不适症状，如食管炎、食管下段糜烂、胃食管反流造成的食管灼烧等，甚至食管癌的"心中结痛""胸中窒"，符合方证药证，我们用栀子豉汤都会收到较好的疗效。

（七）下利清谷汗出厥逆急救通脉四逆汤证

"下利清谷，里寒外热，汗出而厥者，通脉四逆汤主之"。

通脉四逆汤方

甘草二两（炙）　附子大者一枚（生用，去皮，破八片）　干姜三两（强人可四两）

上三味，以水三升，煮取一升二合，去滓，分温再服。其脉即出者愈。面色赤者，加葱九茎；腹中痛者，去葱，加芍药二两；呕者，加生姜二两；咽痛者，去芍药，加桔梗一两；利止、脉不出者，去桔梗，加人参二两。病皆与方相应者，乃服之。

本条与《伤寒论》厥阴病篇中第370条"下利清谷，里寒外热，汗出而厥者，通脉四逆汤主之"一模一样，而在《伤寒论》少阴病篇中描述症状更加完备，第317条"少阴病，下利清谷，里寒外热，手足厥逆，脉微欲绝，身反不恶寒，其人面色赤，或腹痛，或干呕，或咽痛，或利止脉不出者，通脉四逆汤主之"，本人体能低下，完谷不化、下利清谷，所以谓之"里寒"，大汗淋漓、颜面红赤，看似热的表象，称之为"外热"，由于津液大量流失，自然就波及血气的损伤，加之患者本身就"少阴（血）、厥阴"，血气虚是痼疾，那么必定四肢厥冷，另外这个厥，应当还有"晕厥"之意，虚脱而晕厥，仲圣与通脉四逆汤急救。

所以通脉四逆汤附子用到大者一枚，比四逆汤的附子量大，说明患者少阴体能更加低下，血气损伤更加严重；干姜用到三两甚至四两，补充流失的津液更加急迫。与四逆汤同样的每服一两炙甘草顾护津液，止汗，防止机体紊乱、抗病过激，同时炙甘草还治疗少气。

临床上常用于下利清谷、大汗淋漓、手足厥逆的危急重症，如急性胃肠炎、轮状病毒感染、腺病毒感染、食物中毒等造成的上述症状；另外，霍乱、炎症因子风暴这些危急重症也有通脉四逆汤使用指征，不过临床上都去到西医医院急救处理了。

（八）争议性经方紫参汤

"下利，肺痛，紫参汤主之"。

紫参汤方

紫参半斤　甘草三两

上二味，以水五升，先煮紫参，取二升，内甘草，煮取一升半，分温三服。

这一条历代医家观点分歧较大，主要是对"肺痛"的理解不一样，而且对于紫参这个药到底是什么也产生了不同的看法。有医家的观点认为，此处的肺痛应是胸痛，如民国时期的经方大家曹颖甫先生认为，下利一症，未闻有肺痛者，且肺痛当是肺痈之人，胸中常隐之作痛，此即痛在胸中，肺痈方治为桔梗甘草汤；陈修园疑紫参为桔梗之误，抄录错误。也有医家认为此处的肺痛应该写作肠痛，只是最终仍然表现为胸痛，如日本医者所写的《金匮要略衬注》就说"此条难解，肺疑肠字之误"。胡希恕老先生也认为，这里应该是下利腹痛，胡老说紫参是苦寒药，与柴胡类似，可以通二便，所以紫参汤可以治下利，而治肺痛则不可解。他认为紫参汤所治的下利，是里急自下的那种热痢，可以供参考。

下利腹痛用紫参汤或是下利胸痛用桔梗汤？我也不得而知，所以临床未曾使用，就不在此啰嗦了。

（九）气利的粪屁夹杂诃黎勒散证

"气利，诃黎勒散主之"。

诃黎勒散方

诃黎勒十枚，煨

上一味，为散，粥饮和，顿服。

这条与本篇的第31条内容相似，"下利气者，当利其小便"。下利气，就是气利，矢气与粪便相伴而出，治法是利小便，这个就是后世医家说的"利小便实大便"，治法上推断五苓散之类的似乎也有机会，但是本条给出的经方是诃黎勒散，治法与 31 条还是有显著区别的，诃黎勒就是诃子，应该是印度舶来品，所以有很多医家认为这条非仲圣原文。不过诃子涩肠止泻效果很好，所以临床广泛使用。

临床上，下利兼见腹满、矢气多者，可用诃黎勒散，不过下利肠鸣、矢气多的不止用诃黎勒散，也可见于生姜泻心汤、甘草泻心汤证。

（十）干呕下利《外台》黄芩人参汤证

《外台》黄芩人参汤　治干呕下利。

（玉函经云人参黄芩汤。本为黄芩汤，内容与《伤寒论》黄芩汤内容异，故改之）。

《外台》黄芩人参汤方

黄芩　人参　干姜各三两　桂枝一两　大枣十二枚　半夏半升

上六味，以水七升，煮取三升，温分三服。

这条是附注条文，不过临床也会常用到，干呕又下利，条文描述太简洁，我们可以通过药证补充临床症状，方便掌握使用指征。

黄芩证可以有心烦眠差，干姜可以有咽干（下利脱水可以少阳缺津液），也治疗干呕多涎唾，桂枝治疗气上冲欲吐或脱水后心悸，人参治疗胃气不足纳差，与大枣合用补血气，大剂量半夏治疗干呕，全方治疗干呕下利、纳差、心烦失眠、口中多涎唾、欲呕者。

临床上可用于符合方证药证的胃肠道疾病。

疮痈肠痈浸淫病脉证并治第十八

一、疮痈

（一）疮痈脉证与有脓无脓的鉴别

"诸浮数脉，应当发热，而反洒淅恶寒，若有痛处，当发其痈"。

一般来说，脉浮数当有表证而发热，患者不发热反而渐渐恶寒，发现身体某处有固定痛点，那么这种脉证判断出患者会发疮痈。

"师曰：诸痈肿，欲知有脓无脓，以手掩肿上，热者，为有脓；不热者，为无脓"。

这条是告诉大家用触诊来判断痈肿是否有脓，要想知道有没有脓成，用手摸在痈肿皮肤上，皮肤发热，有脓；皮肤是常温，不发热，没有脓成。当然临床上还可以根据痈肿的软硬度、有无波动感以及肤色来判断。

（二）肠痈脓已成薏苡附子败酱散证

"肠痈之为病，其身甲错，腹皮急，按之濡，如肿状，腹无积聚，身无热，脉数，此为腹内有痈脓，薏苡附子败酱散主之"。

薏苡仁十分　　附子二分　　败酱五分

上三味，杵为末，取方寸匕，以水二升，煎减半，顿服。

肠痈这个病，身上皮肤干燥脱屑，说明有瘀血，痈肿在体内，涉及血气层面，腹部皮肤紧绷，应该腹部有点儿鼓胀起来，虽然腹部稍微鼓胀、皮肤紧绷，但是按压腹内柔软、无硬块，所以推断里面没有癥瘕积聚。第一条就讲了，脉浮数当有发热，而患者反无热，这是"当发其痈"的脉证，本条的"身无热，脉数"，再结合肌肤甲错和腹皮急如肿状，仲圣就断定这就是肠痈，排除癥瘕积聚的腹部肿胀了，说明肠痈已经化脓，用薏苡附子败酱散治疗。

薏苡仁这里是消肿排脓，与苇茎汤中的作用相同；败酱草消痈排脓化瘀；附子补充血气及体能，血气足则血瘀消，另外，疮疡肠痈均"反恶寒"，而补足血气就可以治疗"虚故也"的恶寒（如芍药甘草附子汤），这个经方就是治疗脓已成的肠痈专方。

临床上薏苡附子败酱散常用于急性阑尾炎、慢性阑尾炎、结核性腹膜炎等肠道疾病，对化脓性皮肤病、鼻窦炎、化脓性中耳炎以及肝脓肿也有较好疗效。

（三）肠痈脓未成大黄牡丹汤证

"肠痈者，少腹肿痞，按之即痛如淋，小便自调，时时发热，自汗出，复恶寒。其脉迟紧者，脓未成，可下之，当有血。脉洪数者，脓已成，不可下也。大黄牡丹汤主之"。

大黄牡丹汤方

大黄四两　牡丹皮一两　桃仁五十个　瓜子半升　芒硝三合

上五味，以水六升，煮取一升，去滓，内芒硝，再煎沸，顿服之，有脓当下；如无脓，当下血。

本条是肠痈的另一个方证，患者得了肠痈，少腹肿胀痞满，按压这个肿块很痛，就像淋证的小腹弦急、痛引脐中一样。淋证在《金匮要略·消渴小便不利淋病脉证并治第十三》篇第7条描述到"淋之为病，小便如粟状，小腹弦急，痛引脐中"，淋病的症状就是小腹弦急，痛引脐中，与本条肠痈的症状表现有些类似，都是小腹部位疼痛，所以仲圣需要排除淋病，而条文接下来说小便自调，淋病是小便不利的，所以这个小便自调就把淋病排除了。瘀热里结，时时发热，自汗出，而痈肿往往反恶寒。如果患者的脉是迟紧的，表明患者瘀热在里，脓未成熟。这时就应该逐瘀攻下，使瘀热得消，仲圣用大黄牡丹汤治疗，药后当有瘀血排出。后面一句是倒装句，应该排在大黄牡丹汤主之的后面，就是对比一下脓未成与脓已成的脉证区别，讲到如果患者的脉是洪大而数的，说明患者肠痈已经腐而为脓，已经脓已成了，这种情况就不可攻下了。

大黄、芒硝攻下彻热，承气汤意；桃仁、丹皮活血化瘀，配合大黄、芒硝有桃核承气汤意，下者愈。大黄还有腹痛药证（桂枝加大黄汤证可见），治疗按之痛如淋，冬瓜子消痈脓（如肺痈的苇茎汤），全方治疗肠痈脓未成者。

临床上常用于急性阑尾炎、慢性阑尾炎、盆腔炎、慢性前列腺炎以及结肠癌、直肠癌等符合大黄牡丹汤方证药证者。

二、金疮

（一）金疮失血的脉证及机制

"问曰：寸口脉浮微而涩，然当亡血，若汗出，设不汗者云何？答曰：若身有疮，被刀斧所伤，亡血故也"。

学生问到，寸口脉浮微而涩，脉浮弱表示汗出伤津液，脉涩为血不足，按理来说应该是血气损伤，或者汗出多津液损伤。如果没有汗出多而出现脉浮微而涩，是怎么回事啊？老师回答，如果身上有金创伤（古代疮亦作创），被刀剑斧头所伤，流失血气的缘故。亡血就是猝然出血量较大，导致血容量短时内大量下降，迫使津液返回脉管救急，所以没有过多津液来汗出。

（二）金属器械所伤疮疡王不留行散证

"病金疮，王不留行散主之"。

王不留行（十分，八月八日采） 蒴藋细叶（十分，七月七日采） 桑东南根白皮（十分，三月三日采） 甘草（十八分） 蜀椒（三分，除目及闭口者，去汗） 黄芩（二分） 干姜（二分） 芍药二分 厚朴二分

上九味，桑根皮以上三味烧灰存性，勿令灰过，各别杵筛，合治之为散，服方寸匕。小疮即粉之，大疮但服之，产后亦可服。如风寒，桑东根勿取之，前三物皆阴干百日。

金疮，就是金属器具如刀剑斧头所伤害者，血气损伤就会血虚血瘀，津血同源自然也会津液损伤，津亏血少患者自然会少气懒言，方中大剂量甘草和桑东南根白皮治疗少气，而且大剂量甘草可以顾护津液，减少金疮渗出。王不留行化瘀止痛是该方的主药；蒴藋细叶（接骨草）消肿化瘀接骨；干姜补充津液；芍药补充血气；血虚或会腹满或下利，花椒温中、厚朴除满；津液匮乏会少阳心烦，即出现黄芩证，全方周密顾及金疮的所有症状，力求解决所有问题。

临床上常用于外伤久不愈合，手术后伤口感染不愈，特应性皮炎抓挠感染等，收效甚佳。

（三）金疮附方

在王不留行散方证后，有排脓散和排脓汤两个附方，没有方证的内容，只有方剂构成，我们可以根据药证来推断排脓散和排脓汤的使用指征。

排脓散方

枳实十六枚 芍药六分 桔梗二分

上三味，杵为散，取鸡子黄一枚，以药散与鸡黄相等，揉和令相得，和

服之，日一服。

排脓散里面的枳实和芍药，就是后面《妇人产后病脉证治第二十一》篇中的枳实芍药散，主要是治疗产后血虚津亏所致的腹痛，同时也"主痈脓"。

排脓散中的芍药和鸡子黄都养血气，养血就可以间接化瘀；枳实能治疗下重（四逆散证可见），换句话说，可以让松弛的平滑肌收缩起来，下坠的地方升提上来，桔梗能排脓，入血分。排脓散总体来说能养血化瘀，排脓止痛，使痈脓外出，疮疡得愈。

临床上常用于各种疮疡反复发作或久不痊愈，如皮肤脓肿、牙龈脓肿、鼻窦炎、中耳炎、化脓性扁桃体炎、蜂窝织炎、乳腺炎等。

《临床应用汉方处方解说》记载了一则用排脓散治疗脑肿瘤的医案，47岁的女性患者，5年前两眼视力发生障碍，某大学医院诊断为脑肿瘤，并已手术。开颅视之，脑底视神经处鸡卵大肿瘤，仅切除一部分，原样缝合，1个月内完全失明，出院。患者肥胖，面赤，精神佳，腹部亦充实。每日以排脓散2克（以鸡子黄调服）、山豆根末2克，分2次服。1个月后，视图逐渐恢复，生活可以自理。虽未完全恢复，但服此药后全身症状转佳，心情愉快，故继服4年。此妇女云：以鸡子黄调服排脓散，味美。这个医案用排脓散加山豆根治疗脑癌收到意想不到的效果，给医生一个很好的启发，有一个西学中经方中医，每遇脑癌（良性肿瘤无效）都学习矢数道明的经验，收效甚佳，所以各位有缘者若碰到合适的患者可以试一试，前提是方证药证对应。

排脓汤方

甘草二两　桔梗三两　生姜一两　大枣十枚

上四味，以水三升，煮取一升，温服五合，日再服。

排脓汤与排脓散共同的药物就是桔梗，所以直接可以推断桔梗有排脓药证。该方内含桔梗汤，治疗肺痈自不必说了。而桔梗汤亦主血痹，所以排脓汤同样入血分。桔梗汤治疗咽痛，所以咽喉部脓肿首选排脓汤。生姜、大枣补津液、养血气，配合桔梗达到扶正祛邪的目的。

临床上常用于肺脓肿、咽喉部脓肿、麦粒肿、皮肤脓肿、牙龈脓肿、化脓性扁桃体炎、中耳炎、鼻窦炎等，均有良效。

三、浸淫疮

（一）浸淫疮预后

"浸淫疮，从口流向四肢者可治，从四肢流来入口者，不可治"。

浸淫疮，顾名思义，浸渍蔓延的疮疡也。浸淫疮是一种出水的、会不断蔓延扩散的皮肤病，起病时皮损范围比较小，先瘙痒，然后疼痛，分泌黄色的汁液浸渍皮肤，逐渐蔓延至全身，所以称为浸淫疮，后世医家称之为黄水疮，与西医学的泛发性湿疹比较相似。

条文描述到，如果浸淫疮先发生在口腔周围，再向四肢蔓延，这种情况可以治好；如果浸淫疮先出现在四肢部位，再蔓延到口腔部位，这种情况就不好治疗了。当然这是站在古人的角度来评判的。

（二）浸淫疮黄连粉证

"浸淫疮，黄连粉主之"。

《金匮要略》见方名而无方药组成，《桂林古本伤寒杂病论》有药物组成及用法：

黄连粉

黄连十分　甘草十分

上二味，捣为末，饮服方寸匕，并粉其疮上。

方证就不重复叙述了，凡是出水的、会不断蔓延扩散的，先瘙痒，然后疼痛，分泌黄色的汁液浸渍的皮肤病，都可以使用黄连粉。

我在临床上碰到一位从广东来渝就诊的浸淫疮患者，全国各大医院都去诊治过，几乎无效。患儿7岁，皮肤丘疹渗液，遍布全身，瘙痒无比，抓挠后乳头周围流出的黄水，可以让乳头糜烂并溶解，小孩子已经没有乳头了，西医诊断为特应性皮炎，但是使用大剂量糖皮质激素也没有效果。我根据药证方证，给予内服王不留行散（抓挠伤视为金疮），外用黄连粉，一周见效，三周基本上恢复如常，供大家参考。

跌蹶手指臂肿转筋阴狐疝蚘虫病脉证治第十九

本篇讲述了五种杂病，跌蹶、手指臂肿、转筋、阴狐疝和蚘虫病，这五种病没有关联性，但每个病内容不多，不足于各自成为独立篇章，所以就放到同一篇来论述，堆积成为一个"杂病篇"。

一、跌蹶证治

"师曰：病跌蹶，其人但能前，不能却，刺腨入二寸，此太阳经伤也"。

跌，足背；蹶，僵硬的意思。该条意思是一个人患了足背僵硬的病，走路只能向前走，不能后腿，这是太阳经伤于（寒湿）外邪的缘故，针刺小腿腓肠肌（承山、合阳等穴位）二寸深浅即可。

二、手指臂肿藜芦甘草汤证

"患者常以手指臂肿动，此人身体瞤瞤者，藜芦甘草汤主之"。

本条讲述了手指臂肿动的证治，手指臂部位关节肿胀，身体还会出现肉跳瞤动，这种病用藜芦甘草汤治疗。该方在条文中只有方名而没有具体组成及剂量，我们从方名来看，至少有藜芦、甘草这两味药，藜芦是涌吐药，估计藜芦甘草汤是一个涌吐膈上风痰的经方。这个方子我没有用过，无临床经验，不过根据症状表现，我会用到真武汤，肿痛肉跳都一并解决。

三、转筋鸡屎白散证

"转筋之为病，其人臂脚直，脉上下行，微弦，转筋入腹者，鸡屎白散主之"。

鸡屎白散方

鸡屎白

上一味，为散，取方寸匕，以水六合，和，温服。

转筋，筋脉拘挛掣痛，与我们平常说的抽筋相像，这里描述的转筋病，患者的臂和脚都强直，有医家认为这里的臂可能不是胳膊的臂，而是通假字"背"，臂脚直应该是脚背和小腿强直的意思。因为从临床实际观察来看，转筋一般都是发生在下肢，很少看到出现在上肢臂部的转筋，我也认为这里的臂，不是指胳膊手臂。接下来是脉象描述，转筋的脉象是上下行，微弦的脉象，上下行脉就是脉强而直，同时脉还稍微有点弦，表示整个脉紧绷不柔和。如果小腿痉挛严重，挛急牵扯到小腹，就造成转筋入腹，应该会出现小腹痛，仲圣就用鸡屎白散治疗。

鸡屎白，鸡粪，我没有用过。遇到类似情况，没有肢冷，我可能会用芍药甘草汤，畏寒，用芍药甘草附子汤。若治疗，先与甘草干姜汤，不瘥，再与芍药甘草汤。

四、狐疝蜘蛛散证

"阴狐疝气者，偏有小大，时时上下，蜘蛛散主之"。

蜘蛛（熬焦），十四枚　桂枝半两

上二味，为散，取八分一匕，饮和服，日再服。蜜丸亦可。

阴狐疝，就是狐疝，看上去两侧阴囊一边小，另一边大，有时候阴囊坠下来变大，有时候内容物升上去了，阴囊就变小，恢复正常状态。这个其实就是肠子坠入阴囊中的一种表现，相当于腹股沟斜疝，站立或用力的时候肠子坠入阴囊，下，就变大了；平躺或休息，直肠回复到腹腔，上，就变小了。古人认为，这个像狐狸的昼出夜伏一样变换，就取名阴狐疝，仲圣用蜘蛛散治疗。

蜘蛛散我也没有用过，不过临床上狐疝倒是经常碰到，只要患者不去手术（疝修补术）治疗，选择经方治疗也是有确切效果的。狐疝就是因为腹壁薄弱，肌肉萎缩，肠道才穿行到阴囊中。如果疝气可以用手推回腹腔，没有出现肠梗阻、肠管壁疝嵌顿，我们可以利用下重的经方药证方证，如四逆散治疗；也可以根据卧起不安的方证，栀子厚朴汤有机会；还可以运用治疗劳复病的思维，用枳实栀子豉汤治疗；甚至肿重的治疗思路，桂枝加黄芪汤也可辨证使用。时方补中益气汤也是不错的选择。

五、蛔虫病证治

（一）蛔虫的脉证

"问曰：病腹痛有虫，其脉何以别之，师曰：腹中痛，其脉当沉，若弦，反洪大，故有蛔虫"。

学生问道：关于患者腹痛，我们应该怎样从脉象上判断是蛔虫造成的腹痛呢？老师回答说道：肚子痛多里寒证，脉象就应该是沉脉或弦脉，如果患者反而出现洪大脉，说明病不是里寒，我们就可以判断腹痛是蛔虫病造成的。当然腹痛还有很多原因，而当下判断蛔虫病也很简单，查便常规就可以迅速准确诊断；或者凭经验：望诊见眼白有蓝色斑点、吐涎沫、花剥苔、磨牙、嗜吃异物（异食证），都可以佐证。

（二）蛔虫病甘草粉蜜汤证

"蛔虫之为病，令人吐涎、心痛，发作有时，毒药不止，甘草粉蜜汤主之"。

甘草粉蜜汤方

甘草（二两） 粉（一两） 蜂蜜（四两）

上三味，以水三升，先煮甘草，取二升，去滓，内粉、蜜，搅令和，煎如薄粥，温服一升，瘥即止。

蛔虫病，患者会吐涎，心下、上腹部会出现阵发性的绞痛，用了杀虫药还是没有治疗好，仲圣就用甘草粉蜜汤治疗。

一般来说，蛔虫使用杀虫药就可以治愈，但是遇到服用杀虫药治疗无效，蛔虫在体内"蹦跶"厉害的时候，就需要暂时安抚药，甘草、蜂蜜甜味品，蛔虫自然喜食，那么这里的"粉"，当是米粉了，因为治法是安抚蛔虫，不让其躁动让疼痛缓解。举例说明:《广西中医药》杂志记载了一例使用甘草粉蜜汤治愈蛔厥的医案。抄录医案如下。

"余曾仿《金匮要略》甘草粉蜜汤之意治愈一例蛔厥患儿。该患儿系3岁女童,因腹痛,其父给服'一粒丹'若干,腹痛转剧,呈阵发性,痛时呼号滚打,甚则气绝肢冷,并吐出蛔虫10余条。住院后一边输液以纠正水与电解质平衡,一边服中药以安蛔。处方:山药30克,甘草60克,共研为极细末,放入白蜜60克中,加水适量稀释之,令频频喂服。初起随服随吐,吐出蛔虫40余条,此后呕吐渐止,并排便数次,所排泄之物,粪便无几,悉为虫团。前后经吐泻排泄虫达300余条,病即告愈。按语:《金匮要略》云:'蛔虫之为病,令人吐涎、心痛,发作有时,毒药不止,甘草粉蜜汤主之。'因虫喜甘,故以甘平安胃之品而使虫安。方中之'粉',《金匮要略辑义》认为是米粉。今取其意,以和胃健脾之山药代之,本方应验于患者,果获卓效。"[郭霭春,刘公望. 急重病治验四则. 广西中医药,1983,6(4):6-7]

但是也有医家认为"粉"应该是杀虫的铅粉,用甘草蜂蜜诱导蛔虫吃下铅粉,就把虫杀灭了。

不过,我还是认为粉应该不是铅粉,因为条文明确说了,服用"毒药不止",说明杀虫失败,反而患者疼痛难忍,这个时候需要缓急,而不是再杀虫了。另外,铅粉有毒,掌控不好,可以造成生命危险。

对于现代而言,杀灭蛔虫可能就太简单了,阿苯达唑片,吃两片就可以了。但是甘草粉蜜汤并不会变得无用,胡希恕先生治疗胃溃疡或糜烂性胃炎引起的胃痛,用甘草粉蜜汤治疗,把"粉"用白及粉,收效甚佳。

(三)蛔厥的证治

"蛔厥者,当吐蛔,今病者静而复时烦,此为脏寒,蛔上入膈,故烦,须臾复止,得食而呕,又烦者,蛔闻食复出,其人当自吐蛔"。

这条与《伤寒论》第338条后半段一模一样,只是338条对脏厥与蛔厥多了一个对比,并且给出了治疗经方。我们来回顾一下《伤寒论》338条:"伤寒,脉微而厥,至七八日肤冷,其人躁无暂安时者,此为脏厥,非蛔厥也。蛔厥者,其人当吐蛔。今病者静,而复时烦者,此为脏寒。蛔上入其膈,故烦,须臾复止,得食而呕,又烦者,蛔闻食臭出。其人常自吐蛔。蛔厥者,乌梅丸主之。又主久利"。条文指出，蛔厥和脏厥都有四肢厥冷的症状，但是脏厥除了脉微、四肢厥冷外，皮肤也冷，而蛔厥则不会有肤冷的症状。蛔厥会吐出蛔虫，脏厥不会吐蛔虫。另外两个病都有烦躁，但是脏厥患者的烦躁是持续性的，躁无暂安时，但蛔厥的烦躁是随着蛔虫在体内的扰动而出现的，比如吃东西的时候，蛔虫扰动，患者就烦躁，还会呕吐，甚至吐蛔虫。蛔虫安静时，患者也会随之安静，因此蛔厥的烦躁是阵发性的，非持续性的烦躁。

"蛔厥者，乌梅丸主之"。

乌梅丸方

乌梅三百枚　细辛六两　干姜十两　黄连十六两　附子六两（炮，去皮）　当归四两　蜀椒四两（出汗）　桂枝六两（去皮）　人参六两　黄柏六两

上十味，异捣筛，合治之，以苦酒渍乌梅一宿，去核，蒸之五斗米下，饭熟，捣成泥，和药令相得；内臼中，与蜜杵二千下，丸如梧桐子大。先食，饮服十丸。日三服，稍加至二十丸，禁生冷、滑物、食臭等。

我们在上一条就学习了乌梅丸的方证，但是还可以把厥阴病的提纲证作为乌梅丸的使用指征范围，《伤寒论》第326条："厥阴之为病，消渴，气上撞心，心中疼热，饥而不欲食，食则吐蛔。下之，利不止"。也就是说，不单是蛔厥可以使用乌梅丸，有消渴、气上冲胸、胃痛腹痛、胃口大吃了又胃胀、长期腹泻、肢冷眠差的，都可以辨证使用乌梅丸。

临床上常用于溃疡性结肠炎、萎缩性胃炎、肠易激综合征、肠息肉、胆道蛔虫症、焦虑失眠、月经不规则（特别是经间期出血）等，辨证准确，效果很好。

妇人妊娠病脉证并治第二十

一、妊娠恶阻桂枝汤证

"师曰：妇人得平脉，阴脉小弱，其人渴，不能食，无寒热，名妊娠，

桂枝汤主之。于法六十日当有此证，设有医治逆者，却一月加吐下者，则绝之"。

这条是描述妊娠恶阻的脉证及治疗，妇人脉象平和如常，只是尺脉（阴脉）相较关脉稍微弱一点儿，口渴，不欲食（但欲呕），没有恶寒、发热的外证，这种情况就是妊娠反应了，仲圣用桂枝汤治疗。从常规逻辑来讲，怀孕两个月左右就会出现这些症状反应，如果医生不知道这是妊娠反应而误治，之后一个月内妄加吐、下虎狼之剂，误当寒湿阻滞上焦或妇人闭经治疗，那么就会造成流产而"绝之"。

桂枝汤这里主要是利用桂枝治疗妊娠反应的气上冲（欲吐）；生姜治疗恶心欲呕，还治疗不欲食；芍药、生姜搭配可以补津液，治疗口渴。

二、妊娠前癥病痼疾桂枝茯苓丸证

"妇人宿有癥病，经断未及三月，而得漏下不止，胎动在脐上者，为癥痼害。妊娠六月动者，前三月经水利时，胎也。下血者，后断三月衃也。所以血不止者，其癥不去故也，当下其癥，桂枝茯苓丸主之"。

桂枝茯苓丸方

桂枝　茯苓　牡丹皮（去心）　芍药　桃仁（去皮尖，熬）　各等份

上五味，末之，炼蜜为丸，如兔屎大，每日食前服一丸。不知，加至二丸。

该条阐述了妇人怀孕前就有痼疾癥病、再妊娠的证治，讲到一个之前就有癥病的妇女，月经停了不到三个月，出现流血不止的现象，患者还感觉肚脐上有胎动出现，仲圣认为这是癥瘕造成的病变，患者以为是胎动，其实不是胎动，而是癥瘕作怪。怀孕一般要到了六个月左右，母亲才会感受到胎动，并且怀孕之前的三个月，妇人的月经是正常的，然后停经了，这个就是怀孕了。月经停三个月又出现下血的情况（而且错觉脐上有胎动），这是痼疾的瘀血癥病，"衃也"。之所以流血不止，是因为体内的痼疾瘀血癥块没有排出去的原因，应当排出体内的瘀血癥瘕，用桂枝茯苓丸治疗。

由于妇人怀有身孕，同时出现瘀血癥瘕的阴道流血，一般医生怕医疗

纠纷而不敢轻易用活血化瘀药，古人也一样怕医闹，所以仲圣用缓图的丸剂：桂枝茯苓丸，这样既可以治病保胎，又不会出现流产现象，可谓医者仁心啊！

桂枝茯苓丸化瘀主药是桃仁，下瘀血汤、抵当汤、桃核承气汤等祛瘀经方都有桃仁；芍药、丹皮也可以活血化瘀，肌肤甲错、舌底瘀滞用到芍药、丹皮效果不错；桂枝治疗气上冲或心悸，妊娠期完全可以出现这些症状；茯苓这里主要是利废水，血不利则为水，瘀血会有废水产生；另外，茯苓有头昏的药证，也有心悸的药证（如真武汤、苓桂术甘汤），这些症状妊娠妇女也可以出现的。

临床上，桂枝茯苓丸常用于子宫肌瘤、月经不规则、闭经、崩漏、痛经、不孕等妇科疾病。我也常用于瘀血造成的房性早搏、室性早搏、心绞痛等，但是使用的是汤剂而非丸剂，效果较好。

三、妊娠腹冷腹痛畏寒附子汤证

"妇人怀娠六七月，脉弦发热，其胎愈胀，腹痛恶寒者，少腹如扇。所以然者，子脏开故也，当以附子汤温其脏"。

附子汤方

附子二枚（炮，去皮，破八片）　茯苓三两　人参二两　白术四两　芍药三两

上五味，以水八升，煮取三升，去滓，温服一升，日三服。

孕妇怀孕六七个月，脉弦而发热，胎儿长大了，孕妇会感觉腹部发胀是正常现象，但是这里的腹胀还应该与废水停于体内有关，还腹痛、虚弱恶寒，小腹如扇风般的发冷，这个就是子宫（子脏）开而不合的原因，仲圣认为应该用附子汤温煦子宫。

附子汤在《伤寒论》少阴病篇就讲述了两条方证，第304条："少阴病，得之一二日，口中和，其背恶寒者，当灸之，附子汤主之"；第305条："少阴病，身体痛，手足寒，骨节痛，脉沉者，附子汤主之"。这两条都描述了少阴体能低下的畏寒或手足寒，也描述了血气虚不能温煦的骨节痛，这里特别强调一下，与附子汤结构相似的真武汤证也可以有四肢疼痛，同样是血气少的

附子证。

附子汤中的炮附子，补充血气，提振少阴体能，在这条方证中，一个是治疗恶寒（如芍药甘草附子汤的恶寒，虚故也），还有就是补充血气而温脏；腹痛是芍药证；腹胀是白术证，配合茯苓利废水。孕妇可以因为腹胀而纳差，属于人参证。

临床上，附子汤不仅可以治疗妇人少腹如扇，也常用于风湿骨痛、腰椎间盘突出症、关节炎、体虚感冒、新型冠状病毒感染后遗症畏寒身痛等，方证药证对应，辨证用方。

四、月经淋漓不尽、流产下血不止、妊娠下血之胞阻胶艾汤证

"师曰：妇人有漏下者，有半产后因续下血都不绝者，有妊娠下血者，假令妊娠腹中痛，为胞阻，胶艾汤主之"。

胶艾汤方

川芎二两　阿胶二两　甘草二两　艾叶三两　当归三两　芍药四两　干地黄四两（一方加干姜一两，胡氏治妇人胞动，无干姜）

上七味，以水五升，清酒三升，合煮，取三升，去滓，内胶令消尽，温服一升，日三服。不瘥更作。

这条阐述妇人下血的三种情况及治疗方药，一种是月经淋漓不尽，一种是流产后下血不止，还有一种是妊娠期下血，都可以用胶艾汤治疗。而且重点提出：假如妊娠出现下血伴腹中痛，这是"胞阻"病，仲圣也用胶艾汤治疗。

这里赘述一下，以上的下血与血虚血瘀有关，腹中痛当有瘀血结于少腹。当归、川芎养血化瘀，地黄补血气，阿胶养血止血，芍药治疗腹痛，同时芍药可以让离经之血回到脉管内，所以大剂量芍药止血（吸血）效果很好。艾叶常用于艾灸，温中驱寒，也变相地活血化瘀。全方养血化瘀而止血。

临床上，胶艾汤常用于崩漏、功能性子宫出血、先兆流产出血、习惯性流产出血等符合方证药证者。

五、腹痛血水不利、贫血当归芍药散证

"妇人怀妊，腹中疞痛，当归芍药散主之"。

当归芍药散方

当归（三两）　芍药（一斤）　茯苓（四两）　白术（四两）　泽泻（半斤）　川芎（半斤，一作三两）

上六味，杵为散，取方寸匕，酒和，日三服。

条文很简洁，妇人妊娠腹中隐痛或挛急掣痛（疞痛），用当归芍药散治疗。上面一条也是妇人怀孕腹痛，但是多了出血证，所以胶艾汤用了当归芍药川芎的同时，还用了养血止血的阿胶，这个是条文字面上就可以看到的区别。而真正想精准使用当归芍药散，我们还需要利用好仲圣"条文药证"，补充当归芍药散的使用指征。

当归有腹痛证，也可以肢冷；芍药有腹痛证，且挛急痛首选芍药；川芎养血化瘀止痛，这三个药是血分层面的。血不利则为水，于是当归芍药散出现了津液层面的药物，茯苓有头昏或小便不利的药证；白术可以治疗肿、重及大便硬（如去桂加白术汤）；泽泻证可以有口渴，还可以有眩冒。所以我们使用当归芍药散治疗包括妊娠腹痛在内的腹痛患者时，一般都要抓住以下使用指征：头昏或小便不利、身重或身肿、口渴而有腹痛或面黄（血虚）肢冷者，这样效果更加凸显。

临床上，当归芍药散常用于除妊娠腹痛之外的盆腔炎、产后恶露不止、痛经、贫血性水肿等，我在临床上用以治疗胰腺癌晚期腹痛患者，也收到较好的疗效。

六、妊娠恶阻呕吐不止干姜人参半夏丸证

"妊娠，呕吐不止，干姜人参半夏丸主之"。

干姜人参半夏丸方

干姜　人参各一两　半夏二两

上三味，末之，以生姜汁糊为丸，如梧桐子大，饮服十丸，日三服。

这条描述怀孕后剧烈的妊娠反应——妊娠恶阻，其实妊娠呕吐在本篇第一条里就描述了：其人渴，不能食，无寒热，名妊娠。只不过第一条里所描述的妊娠恶阻症状比较轻微，只是胃口差，不想吃东西，用桂枝汤治疗就可以了。而该条所讲的妊娠恶阻症状反应就很严重，呕吐不止就是不停地呕吐，桂枝汤肯定解决不了的，仲圣就用干姜人参半夏丸治疗。

半夏、生姜有呕吐的药证，小半夏汤治疗诸呕吐，人参治疗不欲食，干姜在这里有两个药证，一个是治疗呕吐的多涎唾（甘草干姜汤），另外在《呕吐哕下利病脉证治第十七》篇我们就学习了"胃中虚冷"可以造成呕吐，干姜温脏治疗胃中虚冷，从而止呕。

临床上，干姜人参半夏丸常用于妊娠恶阻、神经性呕吐等符合方证药证者。

七、小便难当归贝母苦参丸证

"妊娠，小便难，饮食如故，当归贝母苦参丸主之"。

当归贝母苦参丸方

当归　贝母　苦参（各四两）

上三味，末之，炼蜜丸如小豆大，饮服三丸，加至十丸。

怀孕妇人，排尿困难，病在下焦，不在中焦，所以饮食正常如故，仲圣就用当归贝母苦参丸。

怀孕一般会血虚津亏，所以用当归养血活血，血气充足了，匹配的津液就足够了，小便的源头就有了。贝母可以化癥散结（如时方消瘰丸），把堵塞泌尿道的东西给疏通掉；苦参消除尿道的灼热、瘙痒等不适，对黏膜损伤有修复作用（如狐惑病蚀于下部的苦参汤），变相治疗小便难。全方治疗妊娠血虚津亏、泌尿道不适的小便难。

临床上，当归贝母苦参丸除了可以治疗妊娠小便难以外，也常用于泌尿系感染、肾盂肾炎、膀胱炎、前列腺炎、前列腺肥大增生，符合方证药证者效果确切，我曾用以治疗一位手术造成的逼尿肌不收缩、十几年来都不能自主排尿的患者，加枳实、白术，一周就可以自主排尿了，效果不错。

八、妊娠头昏身肿重葵子茯苓散证

"妊娠，有水气，身重，小便不利，洒淅恶寒，起则头眩，葵子茯苓散主之"。

葵子茯苓散方

葵子一斤　茯苓三两

上二味，杵为散，饮服方寸匕，日三服，小便利即愈。

怀孕妇人有水气，水气病就是有水肿，所以感觉身重。水肿是因为水液停留不去，自然患者会小便不利，利者就不会水肿了。水气上冲故头昏，仲圣用葵子茯苓散治疗。

茯苓有头昏和小便不利的药证；冬葵子利尿消肿、润滑尿道（民间认为：冬葵子可以滑胎，临床慎用），所以同样有白术一样"身重"的药证。全方利尿消肿止眩。

临床上，葵子茯苓散常用于符合方证药证的妊娠水肿、肾性水肿、尿路感染等。

九、胎漏、胎动不安、习惯性流产当归散证

"妇人妊娠，宜常服当归散主之"。

当归散证

当归　黄芩　芍药　川芎各一斤　白术半斤

上五味，杵为散，酒饮服方寸匕，日再服。妊娠常服，即易产，胎无疾苦。产后百病悉主之。

条文没有描述适应证，就说了怀孕妇人适宜常服当归散安胎。我们从药证角度学习当归散，可以找出临床使用指征。

该方是当归芍药散去茯苓、泽泻加黄芩而成，说明孕妇有血虚血瘀，腹痛；有白术，患者应该有妊娠水肿，身重；无茯苓、泽泻，患者应该无头昏、

口渴；有黄芩，患者可以心烦、眠差，或手足心热或鼻干。另外，患者可以有胎漏下血，或者之前有习惯性流产，所以才"宜常服当归散主之"。

临床上常用于安胎，如胎漏、胎动不安或习惯性流产等，也用于腹痛见心烦、失眠者。

十、安胎白术散证

"妊娠养胎，白术散主之。"

白术散方

白术四分　川芎四分　蜀椒三分，去汗　牡蛎二分

上四味，杵为散，酒服一钱匕，日三服，夜一服。

这又是一张养胎的经方，除了妊娠养胎，没有多余的描述。我们对比一下前面一个养胎的当归散，白术散没有补益血气的当归、芍药，没有治疗心烦不眠的黄芩，保留了活血止痛的川芎和消肿、重的白术，增加了温中的蜀椒（如大建中汤）和惊悸多梦的牡蛎，所以白术散全方用于孕妇虚寒性腹痛、易惊多梦、妊娠水肿、疲乏身重。

临床上，白术散常用于妊娠水肿、妊娠腹痛、胎动不安、易惊多梦等，也常用于多梦、胁胀、乏力的肝硬化腹水患者。

十一、伤胎的证治——刺泻劳宫、关元

"妇人伤胎，怀身腹满，不得小便，从腰以下重，如有水气状，怀身七月，太阴当养不养，此心气实，当刺泻劳宫及关元，小便微利则愈"。

从行文来看，这条估计是后世医家添加的，是从脏腑与五行生克乘辱角度论述的，我们也顺便学习一下。

伤胎是指妇人因为怀胎所累之病，在妊娠七月左右由于胎儿发育比较大了，容易造成孕妇身体出现腹满、小便难等问题，自觉腰以下沉重，好像水气病一样，但又不是水气病。接着条文解释到，怀孕到了七个月的时候，应当是手太阴肺经养胎的时候了，但这时候手太阴肺经却没起到养胎的作用，

故而，孕妇就会出现腹满、小便难、腰以下重的症状表现，这是由于心气实的缘故。心气实，心火乘肺金，肺的通调水道的功能受影响，水气就不能通畅，所以孕妇就出现了腹满、不得小便以及从腰以下重的症状表现，当然这是从藏象学说、五行生克角度来分析的，我们抛开理论解释来看解决方案，仲圣治疗方法是刺泻劳宫及关元穴位，微利小便就可以痊愈。

劳宫在手心，厥阴心经的主穴，泻之则心气实可解，然后火不乘金了；至于关元穴，这里要特别强调一下，关元穴在脐下三寸，为任脉的腧穴、小肠之募穴，泻之可以通利小便，但是针刺或艾灸关元穴又极易造成流产，所以需要非常慎重。

妇人产后病脉证治第二十一

一、产后病证

"问曰：新产妇人有三病：一者病痉，二者病郁冒，三者大便难，何谓也？师曰：新产血虚，多汗出，喜中风，故令病痉。亡血复汗，寒多，故令郁冒。亡津液，胃燥，故大便难。"

产后有三种病症，一是痉病，二是头昏目眩，第三个就是大便难，这是为什么呢？老师解释到，产妇刚刚生了小孩，血气不足匹配的津液配额就减少了（后面有条文明示），多余的津液就会通过汗出而流失，所以新产妇多汗出，如太阳中风一样汗出恶风，其实，临床观察还有盗汗。大量津血丢失，自然容易出现痉病。产后血气不足加上汗出多，寒多，这里当是"胃中寒冷"之意（伤寒论190条、380条有阐述），新产妇血气不足汗出反不受食，血气不能补足，头部不能匹配的津液就会成为废水，就会出现以水饮为患的冒眩。另外，新产妇的大便难，是因为血虚汗出亡津液，肠道干燥少津液（胃燥，肠道干燥），自然大便难。

二、产后呕吐不能食大便坚小柴胡汤证

"产妇郁冒，其脉微弱，不能食，大便反坚，但头汗出。所以然者，血虚而厥，厥而必冒。冒家欲解，必大汗出。以血虚下厥，孤阳上出，故头汗出。所以产妇喜汗出者，亡阴血虚，阳气独盛，故当汗出，阴阳乃复。大便坚，呕不能食，小柴胡汤主之。"

小柴胡汤方

柴胡半斤　黄芩三两　人参三两　半夏半升（洗）　甘草（炙）　生姜各三两（切）　大枣十二枚（擘）

上七味，以水一斗二升，煮取六升，去滓，再煎取三升，温服一升，日三服。若胸中烦而不呕，去半夏、人参，加瓜蒌实一枚。若渴，去半夏，加人参。（合前成四两半），栝楼根四两。若腹中痛者，去黄芩，加芍药三两。若胁下痞硬，去大枣，加牡蛎四两。若心下悸，小便不利者，去黄芩，加茯苓四两。若不渴，外有微热者，去人参，加桂枝三两，温覆微汗愈。若咳者，去人参、大枣、生姜，加五味子半升、干姜二两。

这条是在上一条基础上，侧重阐述了产妇三病中的"郁冒"和"大便坚"，包括了伴随症状"脉微弱""呕不能食"。为什么新产妇会出现郁冒呢？因为产妇失血，就会血虚，血虚到达一定枯竭程度就是"血虚而厥"，血虚枯竭了，就会出现眩冒，上一条就学习了，产后失血加上汗出多，寒多（胃中寒冷），新产妇失血汗出反不受食，血气不能补足，就会"血虚下厥"，阴血枯竭，那么头部（也包括全身）不能匹配的津液就会成为废水，就会出现水饮为患的冒眩。所以"冒家欲解，必大汗出"，损其多余的津液，不让废水停滞，眩冒就可以解除。接下来仲圣对"阴阳平衡"做出的解释，对我们了解津液与血气及汗出的关系非常重要："血虚下厥"即体内阴血亏虚枯竭于下（这里的下，是对应"孤阳上出"的上而言，应当指体内），那么不匹配的津液就成了"孤阳"，即多余的津液，就会上出折损掉，所以会头汗出。仲圣解释到，之所以产妇喜欢出汗，是因为阴血虚则津液配额不足，津液（阳气）多余出来而"阳气独盛"，所以就会汗出折损"独盛"的津液，这样阴（血

气）阳（津液）乃复，达到一个相对平衡的状态。这个道理搞清楚了，对于我们临床上治疗血虚所致的自汗、盗汗以及"饮一溲一"的小便过利问题等，具有非常重要的指导价值。

再回到本条，条文接着讲了，血虚自然肠道津亏，所以产妇还有"产妇三病"的大便坚，加上患者呕吐不能食，就需要用小柴胡汤来治疗。

小柴胡汤我们就太熟悉了，这里就简单说一下其药证应用，不欲食，对应人参、生姜证，产后心烦而"郁"，对应黄芩证。呕吐，对应半夏、生姜证。这里的治疗方法是用小柴胡汤解决呕不能食，那么血气就会通过进食而自然恢复，肠道津液就会得复，大便坚自然得解。至于眩冒问题，一方面是血气充盈了，匹配的津液配额自然就多了，产生的废水就少了，眩冒得解；另一方面就是生姜可以发汗，把毛孔打开让多余的废水排出，眩冒也会改善。

三、产后食积燥屎发热大承气汤证

"病解能食，七八日更发热者，此为胃实，大承气汤主之"。

大承气汤方

大黄四两（酒洗）　厚朴半斤（炙去皮）　枳实五枚（炙）　芒硝三合

上四味，以水一斗，先煮二物，取五升，去滓，内大黄，煮取二升，去滓，内芒硝，再上微火一二沸，分温再服，得下止服。

这一条是紧接着上一条"大便坚，呕不能食"所讲，眩冒、呕不能食解决了，产妇能吃了，过了七八天出现发热的情况，仲圣判断为胃（肠道）实，估计是吃多了且肠中有燥屎，用大承气汤治疗。行文简洁之故，当有隐藏症状如腹满、潮热或谵语以及再次不大便五六日等，临床中需要细辨。

枳实、厚朴除满，大黄治疗大便难、谵语，同时也治疗腹部硬满，芒硝除热。

四、产后血虚腹痛畏寒当归生姜羊肉汤证

"产后腹中疗痛，当归生姜羊肉汤主之，并治腹中寒疝，虚劳不足。"

当归生姜羊肉汤方

当归三两　生姜五两　羊肉一斤

上三味，以水八升，煮取三升，温服七合，日三服。若寒多者，加生姜成一斤；痛多而呕者，加橘皮二两、白术一两。加生姜者亦加水五升，煮取三升二合，服之。

产后血虚，加上虚寒于里，就会腹中绞痛，只不过应该没有当归芍药散的腹中疼痛严重，因为当归芍药散重用芍药，说明挛急痛更严重。当归补血气、养血活血止痛，生姜治疗畏寒，羊肉补虚养血，从食品摄入的角度治疗产后血虚。该方同时也治疗腹中寒疝，虚劳不足。

五、腹痛腹胀下重、子宫脱垂枳实芍药散证

"产后腹痛，烦满不得卧，枳实芍药散主之。"

枳实芍药散方

枳实（烧令黑，勿令太过）　芍药等份

上二味，杵为散，服方寸匕，日三服，并主痈脓，以麦粥下之。

产后腹痛，同时腹满不能平躺，故而心烦，常常伴有子宫脱垂或子宫收缩欠佳，这种情况的产后腹痛就用枳实芍药散。四逆散中可见腹痛，芍药证大家都非常熟悉，但是泄利下重的药证，我们也不要忘记枳实证。所以，产后子宫收缩不良，甚至子宫脱垂，同时腹痛、腹满不能平躺而心烦者，用枳实芍药散治疗。至于"并主痈脓，以麦粥下之"，这个在排脓散中就可以知道了，枳实芍药散加排脓的桔梗，就是排脓散了。

六、产后瘀血腹痛、经水不利下瘀血汤证

"师曰：产妇腹痛，法当以枳实芍药散。假令不愈者，此为腹中有干血着脐下，宜下瘀血汤主之。亦主经水不利。"

下瘀血汤方

大黄二两　桃仁二十枚　䗪虫二十枚（熬，去足）

上三味，末之，炼蜜和为四丸，以酒一升，煎一丸，取八合，顿服之，瘀血下如豚肝。

这条是紧接着上一条所讲的，产妇出现腹痛，本来应该用枳实芍药散来治疗，但是用了枳实芍药散没有好，那是因为腹中有瘀血结于脐下小腹，建议用下瘀血汤治疗，该方也治疗月经不利。

顺便说说，该方与抵当汤都可以治疗瘀血造成的经水不利，抵当汤更加峻猛，多了水蛭，虻虫易䗪虫。另外抵当汤大黄、桃仁的剂量更大，逐瘀力量更强。

下瘀血汤临床上不单可以治疗产后瘀血腹痛，对闭经、崩漏、肝硬化等符合瘀血症状的，都有使用机会。

七、产后热结膀胱大承气汤证

"产后七八日，无太阳证，少腹坚痛，此恶露不尽。不大便，烦躁发热，切脉微实，再倍发热，日晡时烦躁者，不食，食则谵语，至夜即愈，宜大承气汤主之。热在里，结在膀胱也。"

这条比本篇第三条的大承气汤证症状描述更加详细，而且肠道被燥屎堵死了，不能食了。本条还有瘀血症状，少腹硬满疼痛，恶露不止；不大便，燥屎内结，所以烦躁发热；因为是阳明病，所以日晡加重烦躁，肠道堵塞不通，胃内容物不能下，所以不能食，吃下去加重病情，故而会谵语。仲圣认为这是热结膀胱（小腹），建议用大承气汤治疗。

八、产后感冒迁延不愈阳旦汤证

"产后风，续之数十日不解，头微痛，恶寒，时时有热，心下闷，干呕，汗出，虽久，阳旦证续在耳，可与阳旦汤，即桂枝汤。"

产后风，有的版本直接写的"产后中风"更加明了，而本条的《汤液经》

阳旦汤，即《伤寒论》之桂枝汤，是一个治疗太阳中风的经方，这样我们就更加明白，产后妇人患太阳中风证，连续几十天没有痊愈，微感头痛，怕冷，时不时的发热，胃部不适而干呕，还有汗出症状，估计应当有脉浮缓，虽然患病这么久了，但是太阳中风的桂枝汤证（阳旦汤证）还在，那么就可以用桂枝汤治疗。

条文内容与《伤寒论》第12条症状反应非常接近，我们也很好理解，这里重点想说明一下的是，产后妇人本来血气津液不足，一般情况下不宜发汗，但是具备桂枝汤证时，根据仲圣"随证治之"原则，有了太阳中风症状，还是建议使用桂枝汤。所以我们临床上发现许多产妇感冒迁延不愈，汗出恶风、发热恶寒、鼻鸣干呕者，用桂枝汤效果卓著。

九、产后中风面红气喘竹叶汤证

"产后中风，发热，面正赤，喘而头痛，竹叶汤主之"。

竹叶汤方

竹叶一把　葛根三两　防风　桔梗　桂枝　人参　甘草各一两　附子一枚（炮）　大枣十五枚　生姜五两

上十味，以水一斗，煮取二升半，分温三服，温覆使汗出。颈项强，用大附子一枚，破之如豆大，煎药，扬去沫；呕者，加半夏半升洗。

这条对比上一条的产后中风桂枝汤证而言，不单有发热畏寒、鼻鸣干呕，汗出头痛等，增加了面红气喘的症状，正虚邪实比较明显。方中除了治疗汗出头痛的桂枝、鼻鸣干呕及畏寒的生姜外，有竹叶治疗"面色缘缘正赤者，阳气怫郁在表""阳气怫郁不得越"，葛根对于表未解的"喘而汗出者"可以通过解表达到平喘作用，防风协助去热邪，而人参补津液，配合生姜增加食欲，大枣、炮附子补血气能量，全方共奏"扶正祛邪"之功。

竹叶汤临床上用于产后津亏血耗的发热、汗出、头痛兼见面红、气喘者。

前面三条都涉及产后发热，不过症状反应不同，疾病的本质就不一样，所以临床用方迥异：

第7条是大承气汤证，辨证点在于其本质是阳明病的烦躁发热，所以日哺加重烦躁，肠道堵塞不通，胃内容物不能下，所以不能食，吃下去加重病情，故而会谵语。仲圣认为这是热结膀胱（小腹），建议用大承气汤治疗。

第8条是桂枝汤证，辨证点在于发热汗出、鼻鸣干呕、畏寒头痛等太阳中风症状。

第9条是竹叶汤证，凸显扶正祛邪治则。辨证点在于发热汗出、畏寒头痛的同时，还出现"面色缘缘正赤者，阳气怫郁在表""阳气怫郁不得越"的症状，即面色发红、气喘等表现，所以我们在临床上治疗产后妇人的发热症状，需要根据患者的具体症状反应而随证治之。

十、哺乳期妇人心烦呕逆竹皮大丸证

"妇人乳中虚，烦乱呕逆，安中益气，竹皮大丸主之。"

竹皮大丸方

生竹茹二分　石膏二分　桂枝一分　甘草七分　白薇一分

上五味，末之，枣肉和丸，弹子大，以饮服一丸，日三夜二服，有热者倍白薇，烦喘者加柏实一分。

这条讲述的是哺乳期妇人心烦意乱、气冲呕逆的表现，这种烦躁仲圣明示"中热气虚"，因为治法就是"安中益气"。竹茹（竹二青，也是竹皮）清胃中虚热治疗呕吐，在《呕吐哕下利病脉证治第十七》篇的橘皮竹茹汤中就解读了。桂枝治疗气上冲，帮助治疗呕逆，白薇也是治疗胃中虚热。大枣肉补血气，炙甘草益气（如栀子甘草豉汤治疗少气的栀子豉汤证），石膏除烦，仲圣也是根据症状而选用的石膏证（大青龙汤、小青龙加石膏汤里面都有石膏，皆可以治疗烦）。全方共奏安中益气、除烦止呕之功。

临床上常用于产后虚烦、呕逆，对符合方证药证的产后抑郁症有较好作用，也常用于烦躁少气的神经性呕吐治疗。

十一、产后热利下重而虚弱白头翁加甘草阿胶汤证

"产后下利，虚极，白头翁加甘草阿胶汤主之"。

白头翁加甘草阿胶汤方

白头翁　甘草　阿胶各二两　秦皮　黄连　黄柏各三两

上六味，以水七升，煮取二升半，内胶令消尽，分温三服。

产后因为不洁食物造成下利（阿米巴痢疾、细菌性痢疾等），渴欲饮水、里急后重、大便脓血以及腹痛等的白头翁汤证，加之产后血气虚，仲圣就在白头翁汤基础上加补血止血的阿胶，益气的炙甘草，共奏止利益气养血之功。

临床上常用于热利（包括痢疾）兼见血虚少气者。

十二、四肢烦热无头痛胁痛三物黄芩汤证

"《千金》三物黄芩汤。治妇人在草蓐，自发露得风。四肢苦烦热，头痛者，与小柴胡汤；头不痛但烦者，此汤主之。"

三物黄芩汤方

黄芩（一两）　苦参（二两）　干地黄（四两）

上三味，以水八升，煮取二升，温服一升，多吐下虫。

这个方子不是仲圣经方，但是临床使用频率很高的，我们一起来学习一下。

妇人生产小孩，睡在草席上，身体暴露易受风邪侵袭，加之产后血虚，所以四肢烦热，条文告诉大家，有外证头痛者，用带黄芩证的小柴胡汤，没有外证头痛，只有烦热者，用三物黄芩汤。

手足心热，黄芩证；产妇往往血虚但头汗出或盗汗，或者饮一溲一，固不住津液，用地黄补血气匹配津液配额，达到止汗或治疗饮一溲一的作用。苦参杀虫止痒，产妇可以有阴道瘙痒等症状，条文未必详尽描述。

临床上，此方常用于手足烦热（无外证者）、外阴瘙痒（包括阴道滴虫）、阴道炎的患者（包括产妇在内）等。

十三、产后虚劳腹痛当归建中汤证

"《千金》内补当归建中汤。治妇人产后虚羸不足，腹中刺痛不止，吸吸

少气，或苦少腹中急，摩痛引腰背，不能食饮。产后一月，日得四五剂为善，令人强壮，宜。"

当归建中汤方

当归（四两）　桂枝（三两）　芍药（六两）　生姜（三两）　甘草（炙，二两）　大枣（十二枚）　饴糖（六两）

上七味，以水一斗，煮取三升，分温三服，一日令尽。

这个也不是仲圣经方，但是临床上经常使用。既然称之为当归建中汤，所以饴糖应该是必须有的，所以我们直接把饴糖加上，否则就成了"桂枝加芍药汤加当归"了。

小建中汤本来就治疗虚劳里急、腹中痛，所以，这是当归建中汤的最根本组成要素，加上产后血虚，腹痛更加明显，血虚而血瘀，故而加上养血活血的当归，对"腹中刺痛不止"及血虚少气更加有效。这里的"少腹中急，摩痛引腰背"，估计"摩痛"应该是"挛（急）痛"，挛急牵扯腰背，对应芍药证；疼痛剧烈，喝水吃饭都会牵扯难受，所以不能食饮。

临床上当归建中汤常用于症见虚劳腹痛、腹部刺痛、腰背掣痛等的患者（包括产后妇人在内），效果卓著。

妇人杂病脉证并治第二十二

一、热入血室经期疾病小柴胡汤证

"妇人中风，七八日续来寒热，发作有时，经水适断，此为热入血室，其血必结，故使如疟状，发作有时，小柴胡汤主之"。

小柴胡汤方

柴胡半斤　黄芩三两　人参三两　半夏半升（洗）　甘草（炙）　生姜各三两（切）　大枣十二枚（擘）

上七味，以水一斗二升，煮取六升，去滓，再煎取三升，温服一升，日三服。

　　妇人得了太阳中风证，已经七八天了，本来应该没有明显的恶寒发热、发作有时的表现了，可是现在又出现了寒热表现、发作有时，问询得知，妇女这之前恰逢经期，而现在经水一来就断了，又出现了寒热往来、发作有时的情况。医生就判断这是热入血室的情况，即风为热邪，热入子宫，血热互结，经水就断了。由于妇人的表现是往来寒热有如疟状，发作有时，符合小柴胡汤证，所以仲圣用小柴胡汤治疗妇人太阳中风后的热入血室经期疾病。

　　恶寒与发热交替出现就是往来寒热，对应柴胡、黄芩的联合药证，发热主要是黄芩证。柴胡还治疗胸胁满痛，发作有时；另外，生姜也治疗恶寒，小发汗后对发热也有帮助。半夏、生姜、人参治疗不欲饮食。所以妇人经期感冒、经期乳房疼痛、经期发热头痛以及经期烦躁厌食等，符合小柴胡汤证者，临床效果卓著。

二、经期感冒的其他症状及针刺治疗

　　"妇人伤寒发热，经水适来，昼日明了，暮则谵语，如见鬼状者，此为热入血室，治之无犯胃气及上二焦，必自愈"。

　　前面第一条是妇人经期感冒、热入血室造成月经断了，这条是感受外感风邪后遇到经水才来，都属于经期感冒的范畴。患者白天情志正常，但是晚上就说胡话，像见鬼一样，为什么不是阳明病承气汤证而判断为热入血室呢？因为有恶寒、发热的症状反应，就排除了阳明病谵语。所以文末提到，治疗只要不按照阳明病下法治疗，损伤胃气、上焦、中焦，还是选用如小柴胡汤等治疗热入血室，谵语如见鬼状必定自愈。

　　"妇人中风，发热恶寒，经水适来，得之七八日，热除脉迟，身凉和，胸胁满，如结胸状，谵语者，此为热入血室也，当刺期门，随其实而取之"。

　　这是热入血室的另一种症状反应，妇人得了太阳中风外感，出现了发热、恶寒的外证，这时候刚好遇到月经来潮，七八天之后，发热、恶寒没有了，脉也变成了迟脉，不再浮数，身体温度凉下来正常了，可是却出现了胸胁胀满，还有胸痛（结胸必有胸痛），就好像结胸证的表现一样，此外还有谵语症状，仲圣还是判断为热入血室，因为是经期妇人，虽然外证痊愈，但是血热互结，有胸胁满痛的症状，排除阳明谵语，针刺期门穴，随其"如结胸状"、谵语的实证表现，用泻法针刺即可。

"阳明病，下血谵语者，此为热入血室。但头汗出，当刺期门，随其实而泻之，濈然汗出者愈"。

这条告诉大家，除了妇人经期太阳中风可以热入血室，阳明病下血、谵语，也是热入血室，包括非经期妇人。阳明中阻，不会大汗淋漓，只会头汗（或手足濈然汗出或潮热汗出），同样用泻法针刺期门穴，就会身上微汗出，即濈然汗出而解。

三、咽喉异物感的梅核气半夏厚朴汤证

"妇人咽中如有炙脔，半夏厚朴汤主之"。

半夏厚朴汤方

半夏一升　厚朴三两　茯苓四两　生姜五两　干苏叶二两

上五味，以水七升，煮取四升，分温四服，日三夜一服。

妇人咽喉异物感，吞之不下、吐之不出，用半夏厚朴汤。其实，不单是妇人梅核气可以用半夏厚朴汤，男女老少的梅核气如果符合方证药证，都可以用之。

这里根据药证指引，我们可以总结一下半夏厚朴汤的使用指征：

半夏证可以不欲饮，腹中雷鸣或屁多，可以咽喉异物感而干哕；生姜证可以恶心欲吐，可以畏寒不欲食；茯苓证可以头昏，可以便溏，也可以咳嗽或小便不利；厚朴证可以腹满，可以肠道充气矢气多，矢气后舒服。综上，患者咽喉异物感症见不欲饮、干哕或便溏、咳嗽、小便黄等，半夏厚朴汤效如桴鼓。

临床上，本方常用于慢性咽炎、慢性支气管炎咳嗽、癔病、呕吐等疾病。

四、血气少的情绪低落及失眠多梦甘麦大枣汤证

"妇人脏躁，喜悲伤欲哭，象如神灵所作，数欠伸，甘麦大枣汤主之"。

甘麦大枣汤方

甘草三两　小麦一升　大枣十枚

上三味，以水六升，煮取三升，温分三服，亦补脾气。

妇人血虚脏躁，喜欢悲伤想哭，好像神灵使然，不停地呵欠、伸懒腰，仲圣用甘麦大枣汤治疗。

我们再回过头去看《五脏风寒积聚病脉证并治第十一》篇的"邪哭使魂魄不安者，血气少也；血气少者属于心，心气虚者，其人则畏，合目欲眠，梦远行而精神离散，魂魄妄行。阴气衰者为癫，阳气衰者为狂"。血气亏虚造成精神错乱，无缘无故就会想哭，喜欢莫名其妙地悲伤，有如邪鬼作祟一样，就是"邪哭"，这样当然魂魄不安，就是血气少了的缘故。血气少者属于心，古人认为血气少是属于心。心血少了，其人畏，就是胆子特别小，不敢正常与人接触，喜欢封闭自己。另外就是合目欲眠，闭着眼睛想睡觉，但是睡不着，所以是欲眠，这是血气虚、虚劳的表现。还有就是梦远行而精神离散，魂魄妄行，梦到自己去了很遥远的地方，远行一定很累，就会出现精神离散、魂魄妄行的状态。

综合这两条，我们可以得之，脏躁悲伤欲哭、喜欠伸和多梦、梦远行、魂魄妄行，都是血气少的缘故，甘草补气（栀子甘草豉汤的少气者），大枣补血，小麦是粮食，能够补充营养，从根本上治疗血气少。

临床上，本方常用于双相情感障碍、失眠多梦、围绝经期综合征、梦游症、小儿夜啼、神经衰弱症等血虚患者。

五、水饮吐涎沫小青龙汤证

"妇人吐涎沫，医反下之，心下即痞，当先治其吐涎沫，小青龙汤主之。涎沫止，乃治痞，泻心汤主之"。

小青龙汤方

麻黄（去节）　芍药　细辛　干姜　甘草（炙）　桂枝（去皮）各三两　五味子半升　半夏（洗）半升

上八味，以水一升，先煮麻黄，减二升，去上沫；内诸药，煮取三升，去滓，温服一升。若渴，去半夏，加栝楼根三两；若微利，去麻黄，加荛花（如一鸡子，熬令赤色）；若噎者，去麻黄，加附子一枚（炮）；若小便不利、少腹满者，去麻黄，加茯苓四两；若喘者，去麻黄，加杏仁半升（去皮尖）。

我们在《伤寒论》里面，对小青龙汤已经非常熟悉了，本条是针对妇人杂病的吐涎沫而论。《肺痿肺痈咳嗽上气病脉证治第七》篇说：肺中冷，多涎唾，甘草干姜汤温之;《痰饮咳嗽病脉证并治第十二》篇说：水在肺，吐涎沫;《水气病脉证并治第十四》篇讲：上焦有寒，其口多涎;《呕吐哕下利病脉证治第十七》篇的半夏干姜散证吐涎沫，都是与本条的吐涎沫一样的道理，即上焦寒饮所致。所以应当用温化寒饮的小青龙汤治疗，不能用下法。寒饮治疗好了，可以用泻心汤类方来辨证治疗误下造成的心下痞。

六、妇人杂病纲要

"妇人之病，因虚、积冷、结气，为诸经水断绝。至有历年，血寒积结胞门，寒伤经络。凝坚在上，呕吐涎唾，久成肺痈，形体损分；在中盘结，绕脐寒疝；或两胁疼痛，与脏相连；或结热中，痛在关元。脉数无疮，肌若鱼鳞，时着男子，非止女身。在下未多，经候不匀。冷阴掣痛，少腹恶寒，或引腰脊，下根气街，气冲急痛，膝胫疼烦，奄忽眩冒，状如厥癫，或有忧惨，悲伤多嗔。此皆带下，非有鬼神。久则羸瘦，脉虚多寒。三十六病，千变万端，审脉阴阳，虚实紧弦，行其针药，治危得安，其虽同病，脉各异源，子当辨记，勿谓不然。"

这条可以看作妇人杂病篇的纲要，阐述了妇人杂病的成因、症状表现及治疗原则，我们来逐句学习。

仲圣认为，妇人有别于男性，月经、孕产都会损伤血气，所以血气虚、长久累积的寒邪（久寒积冷）及气机郁结（结气），就会造成闭经。

多年来长期如此，血虚、寒邪积结于子宫，经络受寒邪损伤，就会造成上、中、下三焦部位的损伤。寒凝在上焦，就会出现呕吐或吐涎沫，久郁化热，就会发炎化脓成为肺痈，耗血伤津自然就形体羸瘦。如果虚（血气虚）、冷（寒邪）、结气（气机郁结）长期盘结在中焦，就会出现寒疝绕脐痛，或者气郁导致胁下疼痛，牵连肝胆；或者郁结化热，熏蒸血瘀，就会出现关元穴部位的小腹瘀血疼痛（与寒疝绕脐疼痛不一样）。脉数有热，容易皮肤疮疡，而这里仲圣特别指出脉数无疮，但是却有"肌若鱼鳞"的肌肤甲错表现，我们就知道了这是瘀血之故（如大黄䗪虫丸证）。瘀血证不仅仅出现在妇人身上，男子也时常会出现肌肤甲错、消谷善饥或善忘的瘀血症状。虚冷结气在下焦，这个问题主要反应在妇人身上了，表现为月经不规则，还可能前阴发冷、掣痛，少腹怕冷，严重的会牵扯腰背，或者下扯耻骨联合上方的气街穴（气冲穴），更有甚者，气冲穴部位剧烈疼痛、膝盖及两胫疼痛烦躁、忽然间的头昏目眩，就像昏厥癫病一样（这个有如奔豚病发作欲死，不过程度较奔豚病轻），或伴有情绪低落忧郁惨状、悲伤又娇嗔易怒的精神异常状态，这都是妇人疾病（带下病），并非鬼神作祟。虽非鬼神作祟，但这种妇人杂病拖久了就会身体羸瘦，脉就会变得虚弱，人也会多虚寒而吃冷腹泻。

　　妇人杂病变化多端，带下者，带脉之下，古人列为经脉三十六病，并非今日的赤白带下病！虽千变万化，医生需要摸脉辨别是血气（阴）层面还是津液（阳）层面、辨明虚实性质和脉紧、脉弦的区别，行针或给予汤药，然后可以转危为安。虽然都是同一"带下病"名称，但是脉证各异，大家需要仔细辨治，不要不以为然。

七、冲任虚寒兼瘀血的温经汤证

　　"问曰：妇人年五十所，病下利，数十日不止，暮即发热，少腹里急，腹满，手掌烦热，唇口干燥，何也？师曰：此病属带下。何以故？曾经半产，瘀血在少腹不去。何以知之？其证唇口干燥，故知之。当以温经汤主之。"

温经汤方

吴茱萸三两　当归二两　川芎二两　芍药二两　人参二两　桂枝二两　阿胶二两
生姜二两　牡丹皮二两，去心　甘草二两　半夏半升　麦门冬一升，去心

　　上十二味，以水一斗，煮取三升，分温三服。亦主妇人少腹寒，久不受胎，兼取崩中去血，或月水来过多，及至期不来。

　　妇人五十岁左右，天癸已绝，却又出现如经水般的阴道下血几十天不止（个人判断：病"下列"应该为"下血"），症见明显属于血气层面问题：夜暮

发热，还见少腹急迫、腹痛、腹胀；血虚自然津亏少阳（少津液），所以四肢苦烦热（如小建中汤证的血虚手足心热，与黄芩证的手足心热证同药异）；瘀血的唇口干燥。仲圣解释到，这是因为妇人曾经小产，瘀血结于少腹之故，理由就是症见唇口干燥（应该还有但欲漱水不欲咽）。唇口干燥属于肌肤甲错，是典型的瘀血证，这种情况就用温经汤治疗。

该患者为冲任虚寒，血虚血瘀，温经汤内含当归四逆加吴茱萸生姜汤的大部分药物，治疗血虚久寒，活血化瘀；有川芎、当归化瘀止痛，阿胶养血止血，人参、麦冬补津液润燥，丹皮活血治疗唇口干燥；半夏、生姜、人参治疗不欲饮食，让患者从食物源头上补血气津液。

临床上，温经汤常用于月经不调、功能性子宫出血（崩漏）、痛经等，对于女子不孕患者，在方证对应的情况下效果卓著。

八、瘀血腹痛的经间期出血土瓜根散证

"带下经水不利，少腹满痛，经一月再见者，土瓜根散主之"。

土瓜根散方

土瓜根三两　芍药三两　桂枝三两　䗪虫三两

上四味，杵为散，酒服方寸匕，日三服。

这里的带下，不是赤白带下的白带之意，是妇人病之意。本条讲的是妇人病经水不通畅，小腹胀满疼痛，瘀血结于少腹，一个月行经两次，经间期出血，仲圣用土瓜根散治疗。

土瓜根、䗪虫活血化瘀，治疗经水不利、瘀结少腹；芍药治疗腹痛；许多妇人杂病都有"奄忽眩冒，状如厥癫"的气上冲症状，所以有气上冲的桂枝证。

本方常用于瘀血所致的经间期出血，月经不畅、量少瘀块，瘀血性崩漏等。

九、虚劳流产崩漏旋覆花汤证

"寸口脉弦而大，弦则为减，大则为芤；减则为寒，芤则为虚；寒虚相抟，此名曰革，妇人则半产漏下，旋覆花汤主之"。

旋覆花汤方

旋覆花三两　葱十四茎　新绛少许

上三味，以水三升，煮取一升，顿服之。

这条与前面的血痹虚劳篇第12条非常接近，只是虚劳篇多了男子亡血失精的表述。虚劳篇12条："脉弦而大，弦则为减，大则为芤，减则为寒，芤则为虚，虚寒相抟，此名为革。妇人则半产漏下，男子则亡血失精"。我们前面就讲了，弦脉是津液匮乏的脉象，《伤寒论》中少阳（津液）病常见脉弦；大而空就是芤脉；血虚至极的表现，即脉弦而大，名"革"，所以虚劳病的革脉就是津液与血气都匮乏至极，如妇人的小产及崩漏，男子的亡血亡津液和失精，还包括恶病质、消耗性疾病的癌症晚期患者等，都需要补血气、固津液，及时度过危险。而本条的方药是《五脏风寒积聚病脉证并治第十一》篇的治疗瘀血病"肝着"的经方旋覆花汤，所以，许多专家包括胡希恕先生、倪海厦老师等认为，这条是错简，把虚劳病的证治错误地使用旋覆花汤了。但是刘渡舟先生则认为，半产漏下虽然是精血亏损的虚劳，但可以先破再补，旋覆花汤只是治疗的前半段，后面再治疗虚劳，所以旋覆花汤治疗"寒虚相抟"的"革"脉虚劳半产漏下，并非完全不可取。

临床上使用旋覆花汤，我一般用茜草替代新绛，治疗冠心病心绞痛患者胸痛喜欢捶胸的，效果非常好。虚劳兼见瘀血的经水不利、崩漏，可以选择旋覆花汤，化瘀比较温和。而瘀血严重者，还是下瘀血汤、抵当汤更加显效。《江苏中医杂志》记载了一则旋覆花汤治疗漏下的医案：女性患者，自诉于去年小产后，阴道出血至今未净。诊脉细数，舌红润苔白，小腹部时有隐痛，下血量虽不多，但终日淋漓不清。其症显属半产后瘀血结聚，用旋覆花汤治之。处方：旋覆花（布包）10克、新绛（茜草）12克、青葱10根、生地15克、当归10克、白芍6克、川芎6克，3剂。二诊：服药后下血块数块，血渐止，腹亦不痛，继以十全大补汤调理而愈。大家可以临床借鉴。

十、血虚血瘀之崩漏胶姜汤证

"妇人陷经，漏下，黑不解，胶姜汤主之"。

本条的胶姜汤无具体方药，暂且按照前面《妇人妊娠病脉证并治第二十》篇的芎归胶艾汤录下。

胶姜汤方

川芎二两　阿胶二两　甘草二两　艾叶三两　当归三两　芍药四两　干地黄四两　（一方加干姜一两，胡氏治妇人胞动，无干姜）

上七味，以水五升，清酒三升，合煮取三升，去滓，内胶令消尽，温服一升，日三服。不瘥更作。

妇人陷经，就是月经淋漓不尽的意思，仲圣特别注释"漏下，黑不解"，是指月经淋漓不尽且下血色黑（瘀块），就用胶姜汤治疗。

由于无法查证胶姜汤的具体药物及剂量组成，历代医家各抒己见，比如以林亿为代表的，认为胶姜汤就是前面所说的《妇人妊娠病脉证并治第二十》篇中的胶艾汤，所以林亿在重编《伤寒杂病论》的时候，直接在条文后面附注了一句："臣亿等校诸本无胶姜汤方，想是前妊娠中胶艾汤"。而以陆渊雷为代表的医家则认为胶姜汤应该是胶艾汤加干姜；以陈修园为代表的认为胶姜汤应该是阿胶生姜汤；而以魏念庭为代表的医家则认为胶姜汤应该是阿胶干姜汤，等等。但是有一个共同点就是，大家统一认为本条所说的漏下是由于虚寒所引起的，所以大致用药都有共通处，就是养血驱寒。

我赞成胶姜汤应该是"胶艾汤加干姜名曰胶姜汤"，而且我临床就是这样使用的。当归、阿胶、地黄、芍药都是补充血气的；川芎活血化瘀，功同抵当汤、下瘀血汤治疗经水不利的作用；艾叶温煦冲任暖胞，整个芎归胶艾汤在《妇人妊娠病脉证并治第二十》篇的功用也是治疗"妇人有漏下者，有半产后因续下血都不绝者，有妊娠下血者，假令妊娠腹中痛，为胞阻"，与本条的妇人陷经证同。而津液不足血来补，所以补血的同时用"甘草干姜汤以复其阳"，补充津液就可以协助补气血，所以胶艾汤加干姜就相当于胶艾汤合方甘草干姜汤，名曰"胶姜汤"。通过临床验证，治疗血虚、血寒、血瘀的崩漏，我们用芎归胶艾汤合方甘草干姜汤更加速效而稳妥。

胶姜汤临床常用于功能性子宫出血、月经过多、痛经等，辨准药证方证，堪称效如桴鼓。

十一、产后血水结于子宫小腹大黄甘遂汤证

"妇人少腹满如敦状，小便微难而不渴，生后者，此为水与血并结在血室也，大黄甘遂汤主之"。

大黄甘遂汤方

大黄四两　甘遂二两　阿胶二两

上三味，以水三升，煮取一升，顿服之，其血当下。

这条是倒装句，应该是"生产后"，产妇小腹肿满如盛装粮食的"敦（器具）"一样，中间膨隆，小便有点儿不利，不渴，说明有点儿蓄水证，不严重，由于是妇人产后特点，蓄血证是自然而然的，所以仲圣判定"此为水与血并结在血室也"，即水液及瘀血结于血室，仲圣用大黄甘遂汤治疗。

我们在抵当汤、承气汤中就知道，大黄可以除满；在茵陈蒿汤中得见，大黄治疗小便不利；本方证中，大黄当有活血化瘀作用。甘遂逐饮，阿胶补血气同时止血。特别说明一下，这里用阿胶补血气还有一个目的就是：产后血虚，匹配的津液份额就少，就会产生废水，造成腹肿满如"敦"状，补血后，津液配额增加了，蓄水证的源头问题解决了，大黄、甘遂利水后，由于血气充足"阴阳乃复"，津液配额增加，不会再产生新的废水，这样才能根本上治疗产后"少腹满如敦状"。

临床上，大黄甘遂汤常用于产后恶露不净、产后腹胀、产后小便难等，在肝硬化腹水上辨证使用，亦然效佳。

十二、瘀血闭经崩漏抵当汤证

"妇人经水不利下，抵当汤主之（亦治男子膀胱满急有瘀血者）"。

抵当汤方

水蛭（熬） 虻虫各三十个（去翅足，熬） 桃仁二十个（去皮尖） 大黄三两（酒洗）

上四味，以水五升，煮取三升，去滓，温服一升。不下，更服。

抵当汤证的条文，我们在《伤寒论》124条、125条、237条、257条已经详细学习过了，属于瘀血证瘀热在里。这条是针对妇人杂病而言，经水不利，后面还有一个"下"字，与前面条文中的下瘀血汤证、土瓜根散证的"经水不利"不同，表示不单是经行不畅，还有瘀血严重至闭经。所以用到了化瘀力强的水蛭。

条文后面加注的"亦治男子膀胱满急有瘀血者"，这个在《伤寒论》124条的"热在下焦，少腹当硬满"、125条的"少腹硬"就明确告诉大家了，瘀血结于少腹（膀胱蓄血），就会小腹胀满，还有发硬、压痛。

临床上，抵当汤用于瘀血严重的闭经、崩漏、子宫内膜异位症、尿潴留、子宫肌瘤等，也可用于瘀血证的前列腺增生肥大、阳痿等。

十三、闭经白带异常矾石丸证

"妇人经水闭不利，脏坚癖不止，中有干血，下白物，矾石丸主之"。

矾石丸方

矾石三分（烧） 杏仁一分

上二味，末之，炼蜜和丸枣核大，内脏中，剧者再内之。

妇人闭经或者经行不畅，是因为子宫（子脏）瘀血坚结成"癖"而不散（不止），子宫中的干血（瘀血）腐化成白带排出，用矾石丸塞于子宫内治疗。这个显然是先治标，把白带解决掉，但是经水闭、经水不利肯定还是要用抵当汤（闭）、下瘀血汤（不利）化瘀治疗，这样才能解决"脏坚癖不止"的瘀血问题。

矾石在前面的黑疸方硝石矾石汤中可以知道，清利水湿，帮助止带，杏仁可以消肿（其人形肿者，加杏仁），矾石丸外用止带效果卓著。

十四、血虚受风瘀血、腹部刺痛红蓝花酒证

"妇人六十二种风，及腹中血气刺痛，红蓝花酒主之（疑非仲景方）。"

红蓝花酒方

红蓝花一两

上一味，以酒一大升，煎减半，顿服一半，未止再服。

妇人六十二种风，是泛指所有因受风邪而致病的身体问题，接下来后面的"腹中血气刺痛"才是具体的症状表现。由于妇女特殊的生理原因，月经、分娩都会大量失血，血气虚容易被风邪侵袭，而风邪侵袭，特别是风邪侵入腹部，加之妇人血气虚，风邪与血气相搏，导致血气瘀滞不行，就会出现腹中刺痛，即瘀血刺痛。仲圣对于这种因风邪与血气相搏所致的瘀血腹中刺痛，用红蓝花酒来治。

红蓝花，即红花，活血化瘀的常用药。酒能行血，用酒煎煮，化瘀效果更佳。

红蓝花酒不单可以治疗妇人瘀血腹痛、痛经，对冠心病、心绞痛也有很好的缓解作用。

十五、痛经、盆腔炎、贫血当归芍药散证

"妇人腹中诸疾痛，当归芍药散主之。"

当归芍药散方

当归三两　芍药一斤　茯苓四两　白术四两　泽泻半斤　川芎半斤，一作三两

上六味，杵为散，取方寸匕，酒和，日三服。

当归芍药散证在《妇人妊娠病脉证并治第二十》篇我们就学习了，"妇人怀妊，腹中疞痛，当归芍药散主之"，妇人妊娠腹中隐痛或挛急掣痛（疞痛），用当归芍药散治疗，这条把腹痛的范围扩大了，不仅仅局限于妊娠期腹部绞痛或隐痛，只要是由于血虚兼有"血不利则为水"的水湿所引起的腹痛，不是妊娠期也都可以用当归芍药散治疗，条文的诸字，表明所有因血虚血瘀兼

有水湿引起的腹痛，妇人普遍存在，均可用当归芍药散治疗。药证在前面就详解了，这里不再赘述。

临床上常用于符合方证药证的痛经、盆腔炎、带下病等。这里特别强调一下，贫血患者常有头昏（茯苓）、乏力身重（白术）、口渴（泽泻）、肢冷、面色萎黄（当归）及腹痛（芍药），而仲圣认为血不利则为水，所以临床上许多贫血患者使用当归芍药散效果很好，大家可以临床验证。

十六、虚劳腹痛小建中汤证

"妇人腹中痛，小建中汤主之。"

小建中汤方

桂枝三两（去皮）　甘草二两（炙）　大枣十二枚（擘）　芍药六两　生姜三两（切）　饴糖一升

上六味，以水七升，煮取三升，去滓；内饴，更上微火消解，温服一升，日三服。

该条行文简洁，就一个妇人腹中痛，服用小建中汤，使用指征不太明了。我们来看《伤寒论》100条"阳脉涩，阴脉弦，法当腹中急痛，先与小建中汤，不瘥者，小柴胡汤主之"，阳脉涩，阴脉弦，津液血气都匮乏，腹中急痛即挛急痛；《血痹虚劳病脉证并治第六》篇第13条"虚劳，里急，悸，衄，腹中痛，梦失精，四肢酸疼，手足烦热，咽干口燥，小建中汤主之"。这里腹中痛是虚劳造成的腹中挛急痛，手足烦热与咽干口燥也是因为虚劳血气虚，自然会津液匮乏，是津血俱虚的症状表现。再结合妇人生理特性，月经及分娩失血，可以肯定这条的"妇人腹中痛"仍然是血虚腹部挛急痛，虚劳是本质，而非上面红蓝花酒证的瘀血腹中刺痛，也不是当归芍药散证的血虚血瘀兼有水湿引起的腹痛。因为是虚劳挛急痛，临床上患者喜温、喜按，这是挛急痛的特点，可以帮助我们临床辅助判断。

十七、妇人转胞尿潴留肾气丸证

"问曰：妇人病，饮食如故，烦热不得卧，而反倚息者，何也？师曰：此名转胞，不得溺也，以胞系了戾，故致此病。但利小便则愈，宜肾气丸主之。"

肾气丸方

干地黄八两　山药　山茱萸各四两　泽泻　牡丹皮　茯苓各三两　桂枝　附子（炮）各一两

上八味，末之，炼蜜和丸梧桐子大，酒下十五丸，加至二十九，日再服。

妇人病了，吃饭喝水正常，排除中焦问题，但是出现了心烦、发热、不能平躺睡觉，反而要靠在桌椅或被子上面斜躺着休息，这是为什么呢？老师解释说这是"转胞"病，尿潴留，因为膀胱缭绕扭结（古人的想象）造成此病，只要利小便（解决下焦问题）后，"烦热不得卧，而反倚息者"就会自然痊愈，建议用肾气丸治疗。

肾气丸在《血痹虚劳病脉证并治第六》篇治疗虚劳腰痛、少腹拘急、小便不利；在《痰饮咳嗽病脉证并治第十二》篇治疗水饮的短气，在《消渴小便不利淋病病脉证并治第十三》篇治疗消渴尿多、饮一溲一，都有血虚（虚劳）而致不匹配的津液成为废水（水饮）的潜在机制，所以本条的"妇人转胞"（古人认为膀胱扭转）尿潴留，也是血虚废水不利之故，并不是古人想象的"转胞""胞系了戾"膀胱缭绕扭结。

肾气丸中，大量的地黄补血气，所以从《消渴小便不利淋病病脉证并治第十三》篇的"以饮一斗，小便一斗"就可以看出，血气虚了，匹配的津液就不多，所以喝水多马上就排出去了，地黄效果特别好。山药、山茱萸补精，而附子补充少阴体能，也可以补血气的，还有治疗少腹拘急的作用。尿潴留可以看作严重的小便不利，即茯苓证，本篇的尿潴留，还可以认为是气上冲而不下行，即桂枝证。所以全方治疗虚劳血虚小便不利，只要患者尿潴留解决了，心烦、发热、不能平躺睡觉、要靠在桌椅或被子上面斜躺着休息这些症状也会迎刃而解。

十八、阴道滴虫、霉菌性阴道炎、阴痒阴冷、性交痛蛇床子散证

"蛇床子散，温阴中坐药。"

蛇床子散方

蛇床子仁

上一味，末之，以白粉少许，和令相得，如枣大，绵裹内之，自然温。

本条有方无证，但是从用法得之，其乃妇人外阴疾病的局部外用药。临床实践得之：下阴寒冷，皮肤黏膜细菌、真菌感染的瘙痒疼痛，滴虫所致阴道瘙痒，以及寒湿带下浊多等，蛇床子效果肯定。

临床上常用于阴道滴虫、霉菌性阴道炎引起的瘙痒，阴冷、性交疼痛，寒湿下注的白带浊多，外用效果不错。

十九、宫颈糜烂外阴白斑、外阴疮疡破溃狼牙汤证

"少阴脉滑而数者，阴中即生疮，阴中蚀疮烂者，狼牙汤洗之"。

狼牙汤方

狼牙三两

上一味，以水四升，煮取半升，以绵缠箸如茧，浸汤沥阴中，日四遍。

少阴脉就是尺脉，脉滑而数，下焦湿热，所以前阴就会长疮，阴道里面蚀疮烂，相当于西医学的宫颈糜烂，仲圣用狼牙汤外用治疗。

临床上狼牙汤可用于宫颈糜烂、外阴白斑、外阴疮疡溃烂等。

二十、阴吹猪膏发煎证

"胃气下泄，阴吹而正喧，此谷气之实也，膏发煎导之。"

膏发煎方

猪脂半斤　　乱发如鸡子大三枚

上二味，和膏中煎之，发消药成，分再服。病从小便出。

这条又是倒装句语序，我们可以这样理解：谷气实、大便干燥不下，造成肠道（胃气）浊气下泄，（子宫阴道受压）前阴如放矢气一样，频繁而声响不断（正喧），这种阴吹病，仲圣用膏发煎治疗，这里的"膏发煎"就是前文所讲的"猪膏发煎"。

猪膏发煎在《黄疸病脉证并治第十五》篇我们就学习了，用于虚弱瘦人的便秘、萎黄，方中乱发，我们在前面的《消渴小便不利淋病病脉证并治第十三》篇就学习了，可以化瘀止血利小便；猪油，补虚润肠通便，可以肥人；那么猪膏发煎就适合血虚血瘀的瘦人，症见大便干结、黑大便、小便不利、肌肤甲错的皮肤萎黄晦暗的患者。而本条的阴吹，仲圣也解释为谷气实、肠道浊气下泄，与《黄疸病脉证并治第十五》篇的大便干结、肌肤甲错、面色萎黄病机相同，皆为津血亏虚、肠燥便秘所致，符合猪膏发煎的证治。

当时的《成都中医学院学报》就记录了一则阴吹的医案：某女，40岁，自述有结核病史。近1年来，经常喘咳，大便秘结及阴道排气。每因感冒诸症加剧。服中药1年，喘咳鲜有发作，但阴吹不减，反有加重，多随大便秘结程度而起伏，甚则频发不已，傍人亦可闻及。自认为怪病，不愿就医，常服大黄一类泻下药物，偶尔大便得通，阴吹缓解，一旦停药，证复如故，以致行走坐卧，阴吹不已，方来就诊。所述除便秘及阴吹之外，余无所苦。察其舌质，舌苔均属正常，脉细而数。宗仲景阴吹论治，予以膏发煎：生猪板油250克，净人发15克。

制法：将人发用肥皂水洗去油污，再以清水漂洗待净，干后备用。生猪板油切碎，如日常炼油之法，待出油后捞去油渣，将人发浸没油中，微火慢炼，至发溶解为度。若火候掌握不恰当，或发未完全浸没油中，不能尽溶而油已见黄时，即终止再炼。将残发捞出，冷后杵细，再拌入油中，即可服用。

服法：一日3次，每次约20毫升，服后可用开水净口。

患者如法服3日，便秘缓解，阴吹次数减少。服至1周，大便畅快，阴吹停止，随访3年，病未复发。

阴吹病现在很少遇见，不过大家都掌握好仲圣法度，临床上如果遇到了，与法治之即可。

（完）